ニュートリションケア 2022年 秋季増刊
NutritionCare

メカニズム・治療とケア・チーム医療・
加算・嚥下調整食をまるごと解説

栄養治療に役立つ

これだけでわかる!

摂食嚥下障害と誤嚥性肺炎

編集

東邦大学医療センター大森病院
栄養治療センター部長・NST・栄養部部長／
東邦大学医学部臨床支援室教授
鷲澤尚宏

東邦大学医療センター大森病院
栄養治療センター副部長・嚥下障害対策チーム／
東邦大学医学部口腔外科学准教授
関谷秀樹

MC メディカ出版

編集にあたって

みなさんの施設では「令和４年度診療報酬改定」で導入された「摂食嚥下機能回復体制加算」には対応しておられますでしょうか。

健常人が日常的に行っている食事は、一般的に生理的な栄養摂取ルートだと考えられていますが、疾患によって障害され、年齢的変化として機能低下を来すと、十分な量がとれなくなり誤嚥することもあります。このときはじめて、きわめてスキルフルな技を使って生きてきたことを知るのかもしれません。本人は「すぐに元に戻るであろう」と楽観視し、家族は「治療で回復させてほしい」と願うものです。しかし、適切な知識がないままに間違った食事を与えれば窒息し、不十分な経口摂取の状況で人工的水分・栄養補給法（artificial hydration and nutrition：AHN）を中断すれば、栄養障害に陥ることになるため、病態は改善しません。

夢を奪うのは忍びありませんが、現実を直視し、私たち医療従事者はそのプロフェッショナルの名において、食事ができないことを宣告しなければなりません。しかし一方で、少しでも可能性があるのなら、リハビリテーションの方法を考えて機能回復させたいですし、それが無理でも補填する摂取方法を提案したいと願っている方が多いと思います。

『ニュートリションケア』誌では、2021年９号から「摂食嚥下支援加算のための摂食嚥下チームのつくり方」を全７回にかけて連載しました。連載を読んでいた方々は、2022年の改定で算定要件が緩和され、チームが編成しやすくなったと感じていることと思います。みなさんが各施設をリードして組織運営をするときや、間違いのない病棟担当管理栄養士業務を担うときに役立つことを願い、連載内容を練り直してまとめ上げました。練り上げたコンクリートに指導的先生方のアドバイスという鉄骨を打ち込んだことで、管理栄養士をはじめ、栄養治療に携わるすべての職種にとっての「必携」ができあがりましたので、ここに提供いたします。

サッと手に取ることができるように、本棚の左右に隙間をつくって置いてほしい１冊です。

2022年７月

東邦大学医療センター大森病院栄養治療センター部長・NST・栄養部部長／
東邦大学医学部臨床支援室教授
鷲澤尚宏

東邦大学医療センター大森病院栄養治療センター副部長・嚥下障害対策チーム／
東邦大学医学部口腔外科学准教授
関谷秀樹

※本書では、現行の認定看護分野に対応する「摂食・嚥下障害看護認定看護師」と、新たな認定看護分野に対応する「摂食嚥下障害看護認定看護師」の表記が混在しています。

メカニズム・治療とケア・チーム医療・
加算・嚥下調整食をまるごと解説
栄養治療に役立つ

これだけでわかる！

摂食嚥下障害と誤嚥性肺炎

CONTENTS

第1章 摂食嚥下機能のメカニズム・誤嚥性肺炎

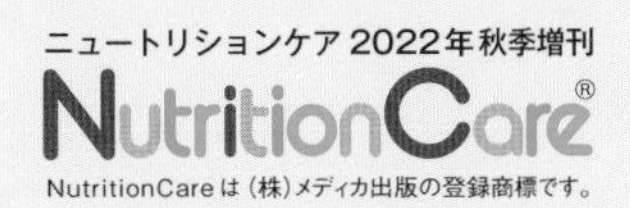

摂食嚥下障害の評価・リハビリテーション・ケア

第3章

摂食嚥下リハビリテーションに対する算定と加算・チーム連携

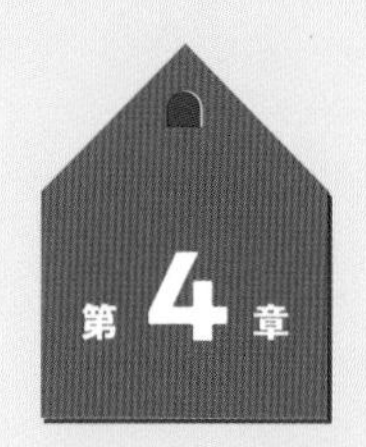

嚥下調整食と直接訓練

第 5 章

WEBでダウンロードできる嚥下調整食レシピ

ダウンロード

表紙・本文デザイン　HON DESIGN

本文イラスト　中村恵子

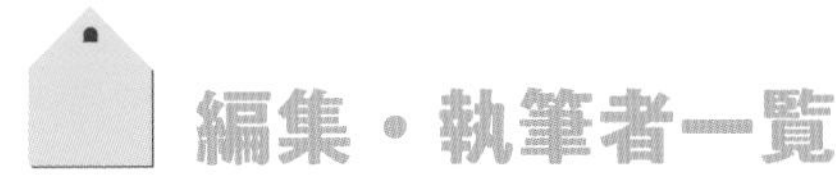

編集

鷲澤尚宏　東邦大学医療センター大森病院栄養治療センター部長・NST・栄養部部長／東邦大学医学部臨床支援室教授

関谷秀樹　東邦大学医療センター大森病院栄養治療センター副部長・嚥下障害対策チーム／東邦大学医学部口腔外科学准教授

執筆者（50音順）

飯田純一　社会福祉法人恩賜財団済生会支部神奈川県済生会横浜市南部病院入退院支援センター　第1章6

石井杏奈　東邦大学医療センター大森病院薬剤部　第2章4

伊藤美穂子　岩手県立中部病院診療支援室栄養管理科栄養管理科長　レシピ

今宮和歌子　岩手県立中部病院診療支援室栄養管理科主任調理師　レシピ

海老原覚　東北大学大学院医学系研究科障害科学専攻機能医科学講座内部障害学分野教授　第1章7

海老原孝枝　杏林大学医学部高齢医学教室准教授　第1章7

大岡貴史　明海大学歯学部機能保存回復学講座摂食嚥下リハビリテーション学分野教授　第2章6

大國生幸　東邦大学医療センター大森病院リハビリテーション科准教授　第1章3

栢下淳　県立広島大学地域創生学部地域創生学科健康科学コース教授　第4章2

菊谷武　日本歯科大学口腔リハビリテーション多摩クリニック院長・教授　第1章2

倉田なおみ　昭和大学薬学部社会健康薬学講座社会薬学部門／臨床薬学部門臨床栄養代謝学部門　第1章6

越場敬彦　岩手県立中部病院診療支援室栄養管理科主任調理師　レシピ

小城明子　東京医療保健大学医療保健学部医療栄養学科教授　第3章2、第4章5、6

堺 琴美 立命館大学総合科学技術研究機構／医療経済評価・意志決定支援ユニット（CHEERS）助教 第2章5

菅 武雄 鶴見大学歯学部高齢者歯科学講座講師 第2章9

関谷秀樹 東邦大学医療センター大森病院栄養治療センター副部長・嚥下障害対策チーム／東邦大学医学部口腔外科学准教授 第2章1、第3章1、3

高橋賢晃 日本歯科大学口腔リハビリテーション多摩クリニック／日本歯科大学附属病院口腔リハビリテーション科講師・医長 第2章8

田中公美 日本歯科大学口腔リハビリテーション多摩クリニック 第1章2

田村文誉 日本歯科大学口腔リハビリテーション多摩クリニック／日本歯科大学附属病院口腔リハビリテーション科教授・科長 第2章8

豊島明子 岩手県立中部病院診療支援室栄養管理科調理師 レシピ

中村芽以子 東邦大学医療センター大森病院栄養部 第2章2

西方浩一 文京学院大学保健医療技術学部作業療法学科教授 第4章7

弘中祥司 昭和大学歯学部スペシャルニーズ口腔医学講座口腔衛生学部門教授 第4章3

福生 瑛 社会福祉法人親善福祉協会国際親善総合病院耳鼻咽喉科医長 第2章7

藤谷順子 国立研究開発法人国立国際医療研究センター病院リハビリテーション科診療科長／医長 第4章1

古屋純一 昭和大学歯学部高齢者歯科学講座准教授 第1章5

細野祥子 東邦大学医療センター大森病院耳鼻咽喉科助教 第2章7

松尾浩一郎 東京医科歯科大学大学院地域・福祉口腔機能管理学分野教授 第2章10

三浦久子 東北大学大学院医学系研究科内部障害学分野 第1章7

水上美樹 日本歯科大学口腔リハビリテーション多摩クリニック歯科衛生士 第4章7

道脇幸博 東邦大学医学部口腔外科学研究室客員教授／みちわき研究所代表 第1章1

宮城 翠 東邦大学医療センター大森病院リハビリテーション科助教 第4章4

山崎香代 東邦大学医療センター大森病院看護部／摂食・嚥下障害看護認定看護師 第2章3

若林秀隆 東京女子医科大学病院リハビリテーション科教授／診療部長 第1章4

渡邊賢礼 昭和大学歯学部スペシャルニーズ口腔医学講座口腔衛生学部門講師 第4章3

第1章

摂食嚥下機能のメカニズム・誤嚥性肺炎

摂食嚥下の器官と運動のメカニズム

東邦大学医学部口腔外科学研究室客員教授／みちわき研究所代表
道脇幸博（みちわき・ゆきひろ）

摂食嚥下に関連する器官と解剖

摂食嚥下障害では、低栄養や重症の肺炎（誤嚥性肺炎）、窒息など、栄養や食物に関連した疾病が起こりやすくなります。しかし、解剖が複雑で運動が速いうえに見えないので、摂食嚥下障害の評価や適切な食形態などの判断は容易ではありません。ここでは、解剖と運動、そして誤嚥の概要を述べます。

摂食嚥下に関連する器官は、口腔、咽頭、喉頭、食道です。それらの内部をのぞいてみましょう。

口腔

食物を食べるとき、食物は舌体から舌根に運ばれ、咽頭を経て食道に入ります。舌体は舌の前 2/3、舌根は後ろ 1/3 に相当します。舌の上にあるのが、硬口蓋（こうこうがい）と軟口蓋（なんこうがい）です。硬口蓋は骨で裏打ちされ、口腔と鼻腔をかたく区切っています。軟口蓋は筋肉で裏打ちされ、嚥下や発音のときに挙上して、口腔と鼻腔の遮断や音の共鳴の調整をしています（**図 1a**）。

咽頭

咽頭は、鼻腔から食道入口部（しょくどうにゅうこうぶ）までの類円筒形の空間です。空間の壁は筋肉で裏打ちされており、機能などに相違があるため 3 つの部位に区分します。軟口蓋の後方部（背側）が上（鼻）咽頭、舌根の後方部が中咽頭、その下方が下咽頭です。下咽頭の下方が食道で、下咽頭の前方（腹側）が後述する喉頭口（こうとうこう）です。すなわち、咽頭は食道と喉頭の両方に通じています（**図 1b**）。

喉頭

一方、呼吸の際に空気は鼻腔と口腔から入り、咽頭を経て喉頭を通過し、気管、気管支、

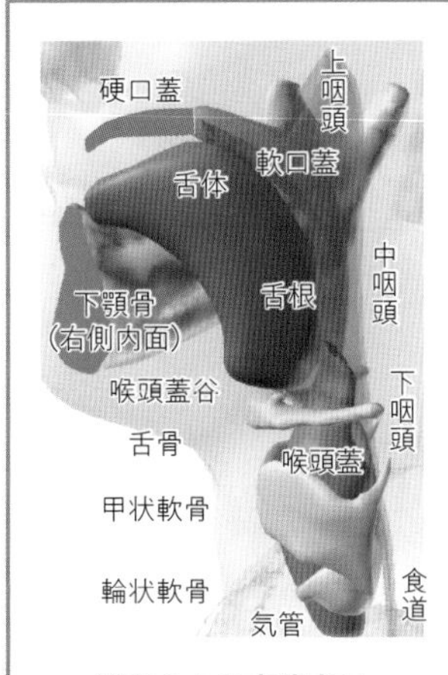

a. 側方からの立体表示

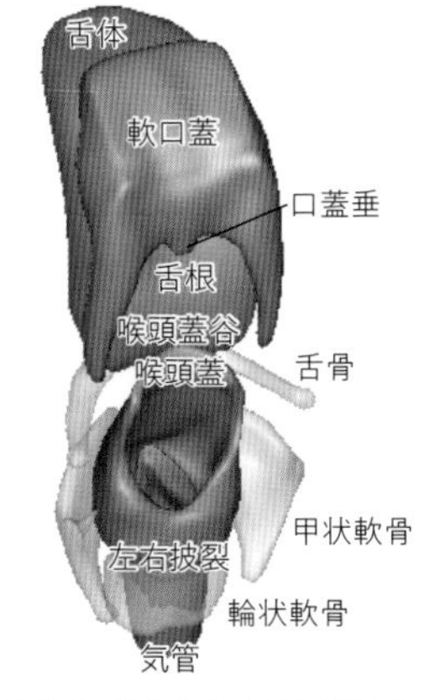

b. 後ろ斜め後方からの立体表示

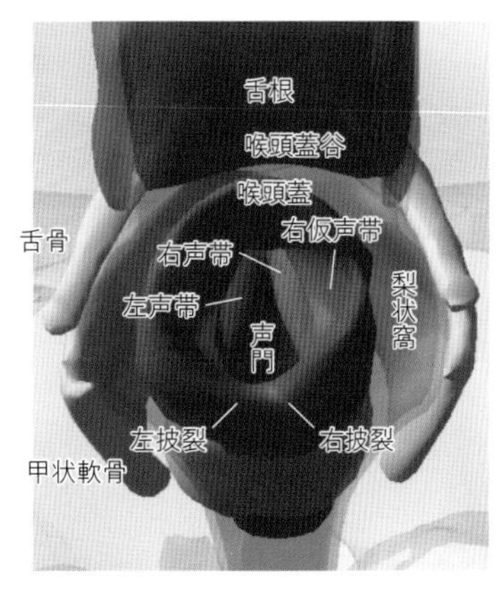

c. 頭側からの立体表示で喉頭口を拡大

図1 摂食嚥下に関連する器官（文献1より引用）

そして肺胞に入ります。喉頭口は喉頭蓋と披裂で構成され、嚥下時には喉頭蓋と披裂で喉頭口を閉鎖して、食物が喉頭内に入らないようにします。喉頭蓋は弾性軟骨で裏打ちされ、舌根と喉頭口の境界部に喉頭口を防御するようにそびえています。

喉頭の内部をのぞくと仮声帯と声帯がみえます。左右の声帯の間にある隙間を声門と呼びます（**図1c**）。呼吸や発音のときに広がったり狭まったりすることで、通過する空気の量とスピードを調節しています。嚥下時には声門を完全に閉じて誤嚥を防ぎます。

軟組織を支える骨

舌や咽頭などの軟組織を支えるのは下顎骨、舌骨、甲状軟骨、そして輪状軟骨です。舌骨は舌を下方から支える骨で、アルファベットのＣの形をしています。舌骨が挙上すると舌全体が上方に移動します。舌骨の下方に甲状軟骨と輪状軟骨があります。甲状軟骨は前方部（腹側）が突出（喉頭隆起）しており、二次性徴以降の男性で突出が顕著になります。甲状軟骨はＣ字型で背側に軟骨がないのに対し、輪状軟骨は背側のほうが大きいリング状であり、背側で食道入口部に接しています。喉頭蓋は甲状軟骨の内側基部から上斜め背側方向に突出しています。

摂食嚥下運動のメカニズム

先行期・準備期

嚥下運動の５期モデルを**表**に示します。

摂食嚥下運動は、食物を外界から口腔に取り込むところからはじまります（先行期）。次に、口腔内で食物を飲み込める状態の食塊にします。たとえば液体なら量を区切り、固体なら咀嚼して唾液と混ぜることでサイズ・弾性・濡れを変えて、食塊にします（準備期）（**図2a**）。

口腔期

次に食塊を飲み込む動作（嚥下）に移行します。まずは口腔から咽頭に食塊を移送します（嚥下の口腔期）。そして食塊を舌背の中央部に乗せ、舌と口蓋の間に挟みながら、舌の進行波的な波状運動で咽頭側に移送します。このとき、軟口蓋は挙上して上咽頭と中咽頭を閉鎖しているので、食塊が鼻腔に漏れることはありません。また、舌骨と甲状軟骨、輪状軟骨は挙上して舌体を上方に移動させることで、舌と口蓋の接触を容易にしています。

咽頭期

食塊が舌根部に達すると、咽頭壁は収縮して内腔を狭めつつ挙上するため、食塊は短時間で食道入口に達します（嚥下の咽頭期）（**図2b**）。咽頭壁の動きに連動して、喉頭内の組織も動きます。左右の声帯が正中側に動いて声門を閉じ、声帯の上方の仮声帯も正中で接します。そのうえで、喉頭蓋は反転して披裂部は前内方に動き、喉頭口を閉鎖します。この結果、喉頭は喉頭蓋と披裂部、仮声帯、そして声帯のはたらきで三重に閉鎖（喉頭閉鎖）されることになるため、食塊が喉頭内に漏れることはありません（気道保護）。

すなわち嚥下中は、食塊を中咽頭から下咽頭、そして食道に移送（食塊移送）すると同時に、誤嚥を防止するために喉頭を閉鎖（喉頭閉鎖、気道保護）するという２種類の運動を行っています。

食道期

食塊の先端が下咽頭に達すると食道入口部が開放され、食塊は食道内に入り、食道壁の蠕動運動と重力の補助で胃に運ばれます（嚥下の食道期）。

食塊の末端が食道入口部を通過すると嚥下は終了です。声門は開いて喉頭蓋は復位し、喉頭口が開放されます。舌骨、甲状軟骨、輪状軟骨、そして舌や軟口蓋が定位置に戻り、呼吸

表 嚥下運動の5期モデル

	先行期	準備（咀嚼）期	口腔期	咽頭期	食道期
目的	・食物を口に入れる	・食物を嚥下できる状態（食塊）にする	・食塊を口腔から咽頭に運ぶ	・食塊を咽頭から食道に移送する ・誤嚥防止	・食塊を食道内から胃に運ぶ
主動作	・食物を口に入れる動作（捕食）	・食品を舌背中央にまとめる ・固形物では咀嚼	・軟口蓋の挙上・舌の進行波的波状運動 ・舌骨、甲状軟骨、輪状軟骨の挙上	・咽頭壁の収縮と挙上 ・喉頭の閉鎖	・食道の蠕動運動

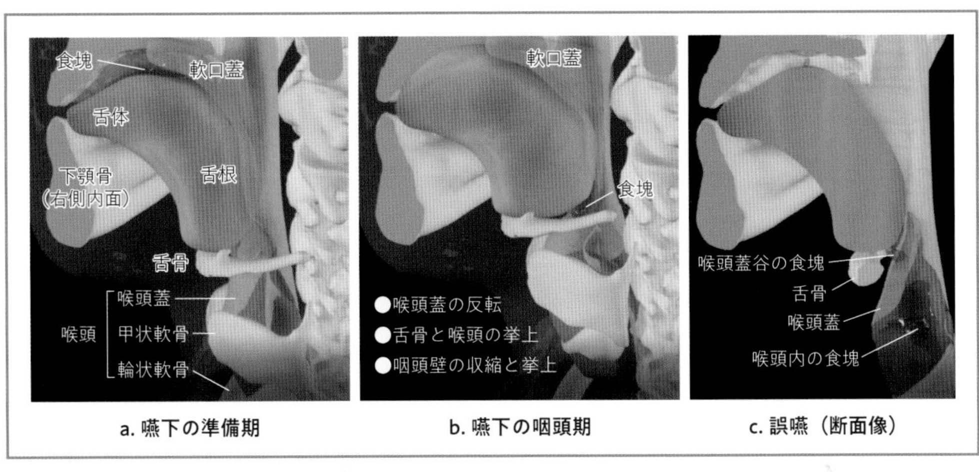

図2 嚥下・残留・誤嚥（文献1より引用）

を再開します。

食塊の残留と誤嚥

嚥下機能が低下すると、食塊が口腔内や咽頭内に残ったり、喉頭内を通過して気管内に入ることがあります。前者を残留、後者を誤嚥といいます。

食塊が咽頭内に残留している場合、誤嚥するリスクがあります。喉頭口と下咽頭は対面しているため、食塊が舌根と喉頭蓋の間にある喉頭蓋谷（こうとうがいこく）よりも下咽頭に残留している場合のほうが、誤嚥のリスクが高くなります。

食塊が喉頭内に入ると、声門を通過して容易に気管内に侵入します（**図2c**）。十分な喀出機能が維持されている場合は、咳嗽（がいそう）反射で咽頭側に戻すことが可能です。これを顕性誤嚥（けんせいごえん）といい、この場合は「むせ」るため、誤嚥の診断は比較的容易です。しかし、呼吸障害が重度な場合や誤嚥が長期間続く場合には、咳嗽反射が低下して「むせ」なくなります。これを不顕性誤嚥といいますが、気づきにくいため診断が遅れて、重症の肺炎になってはじめて病院を受診することがあります。

摂食嚥下障害では、予防と早期発見によって低栄養や誤嚥のリスクを低減することが大切です。

引用・参考文献

1) 道脇幸博．コンピュータグラフィックスで見る嚥下と誤嚥のメカニズム（DVD版）．東京，みちわき研究所，2022.

摂食嚥下障害とその原因

日本歯科大学口腔リハビリテーション多摩クリニック
田中公美（たなか・くみ）
日本歯科大学口腔リハビリテーション多摩クリニック院長・教授
菊谷武（きくたに・たけし）

摂食嚥下障害とは

摂食嚥下障害を解剖学的視点から解説します。気管と食道は、ほぼ同じ高さに位置しています。私たちは、息をするにも食事をするにも、口腔と咽頭を使っているのです。そして、食べものを安全に嚥下しきるには「パワー」と「タイミング」が重要です。摂食嚥下障害は、下記のようなさまざまな疾患や後遺症により、この「パワー」と「タイミング」のどちらか、あるいは双方に障害が生じることでもあります。

パワーが不足している、つまり強く嚥下しきることができなければ咽頭残留が起こり、呼吸の再開とともに誤嚥します。これを「嚥下後誤嚥」と呼びます。そして、一般的に0.8秒とされている嚥下のタイミング（喉頭が閉鎖されて食道が開く）に合わなければ、嚥下反射が惹起（じゃっき）される前に喉頭と気管に食物が侵入して誤嚥する「嚥下前誤嚥」を来します。口腔は咀嚼をすることで食べものを弱いパワーでも嚥下できるようにし、かつ、食べものをひとかたまりにまとめあげることでタイミングよく飲み込めるようにする役割を担っています。

摂食嚥下障害の原因は多岐にわたりますが、構造そのものに異常がある「器質的障害（静的障害）」と、摂食嚥下機能に関する組織や解剖学的な問題はないが、動きが障害されている「機能的障害（動的障害）」に大別されます（**表**）。

摂食嚥下障害の種類と特徴

器質的障害（静的障害）

解剖学的な異常により、正常な摂食嚥下運動が行えない場合を指します。口腔、咽頭、食道の炎症や腫瘍が原因のものがあてはまります（**図1～3**）。手術や放射線治療などによる摂

表 摂食嚥下障害の原因

<table>
<tr><td colspan="2">器質的障害
（静的障害）</td><td>頭頸部腫瘍（口腔がん、舌がん、咽頭がん）
炎症（舌炎、口内炎、扁桃炎、咽頭炎、喉頭炎、食道炎など）
甲状腺、腫瘍による圧迫、頸椎症、骨棘、食道裂孔ヘルニア、食道狭窄
奇形（口唇口蓋裂、食道異形など）
瘢痕狭窄（炎症の後遺症など）</td></tr>
<tr><td colspan="2">機能的障害
（動的障害）</td><td>脳血管疾患、頭部外傷、脳腫瘍
認知症
脳炎、髄膜炎
錐体外路症状を呈する疾患（パーキンソン病、線条体黒質変性症、進行性核上性麻痺など）
筋萎縮性側索硬化症（ALS）
ギラン・バレー症候群、糖尿病性末梢神経障害
重症筋無力症
筋ジストロフィー、多発性筋炎
食道アカラシア、強皮症、胃食道逆流症</td></tr>
<tr><td rowspan="3">そのほか</td><td>精神的・心理的な原因</td><td>咽頭異常感症などの全般不安症
うつ病</td></tr>
<tr><td>薬剤による原因</td><td>抗精神病薬、抗うつ薬、抗不安薬、抗コリン薬、副腎皮質ホルモン薬、筋弛緩薬
抗がん薬、抗てんかん薬、抗ヒスタミン薬、利尿薬、制吐薬など</td></tr>
<tr><td>加齢による機能減退</td><td>サルコペニア、フレイル、廃用症候群</td></tr>
</table>

食嚥下障害は、治療開始前に障害の程度や病態が予測可能です。そのため、障害が顕在化する前からリハビリテーションを立案できることが多く、その効果も期待できます。

機能的障害（動的障害）

嚥下に関する神経や筋肉の障害による摂食嚥下障害を指します。脳血管疾患や変性疾患などが含まれます。脳血管疾患は急性期に摂食嚥下障害の頻度が高く、症状が変化していくので注意が必要です。摂食嚥下は神経系がコントロールしている緻密な運動です。神経変性疾患は神経系の特定のシステムが障害されるものであり、それぞれの疾患に合併する摂食嚥下障害の特徴が異なります。

そのほか

精神的・心理的な原因

摂食嚥下機能において嚥下困難を訴える患者のうち、臨床所見や検査上明らかな異常がみ

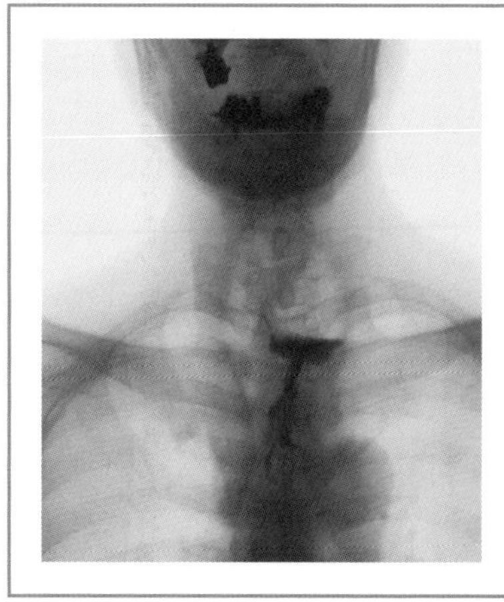
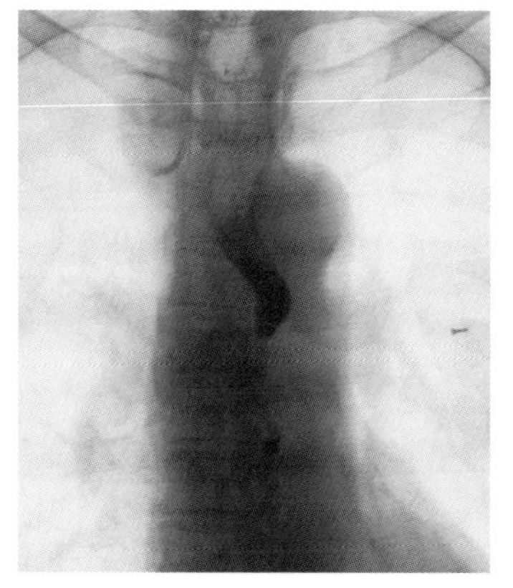

図1 食道がん

嚥下造影検査（VF）を行ったところ、食道がんによって通過障害を来していた。

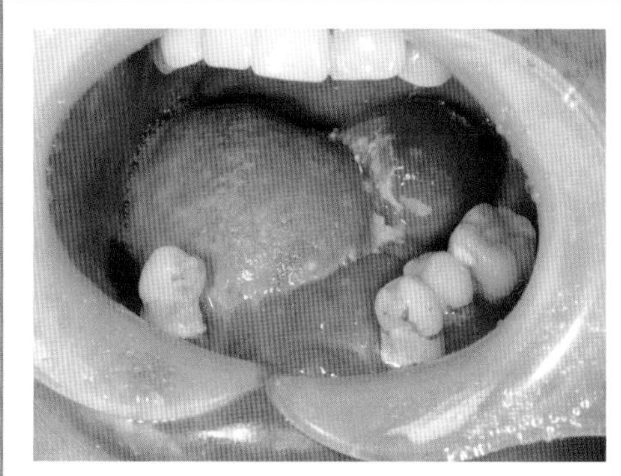
a：舌がん術後患者の口腔内

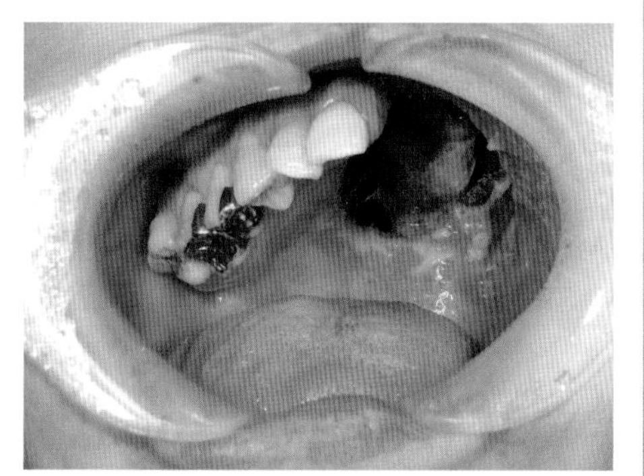
b：上顎歯肉がん術後患者の口腔内

図2 口腔がん

a：左側は残存した舌、右側は皮弁。
b：鼻腔に水分や食べものが流れ込んでしまう。義歯を入れることで改善が見込まれる。

られない場合には心因性疾患が原因となっている場合もあります。症状が固定性あるいは進行性でなく症状の程度に変動があり、ストレスや不安、うつを中心とした精神的・心理的要因に影響を受けるという特徴があります。

薬剤による原因

疾患が原因ではないものの、服用している薬剤の副作用が原因で摂食嚥下機能障害を訴える場合もあります。筋力低下を来すもの、錐体外路系の障害を起こすもの、嚥下反射を抑制

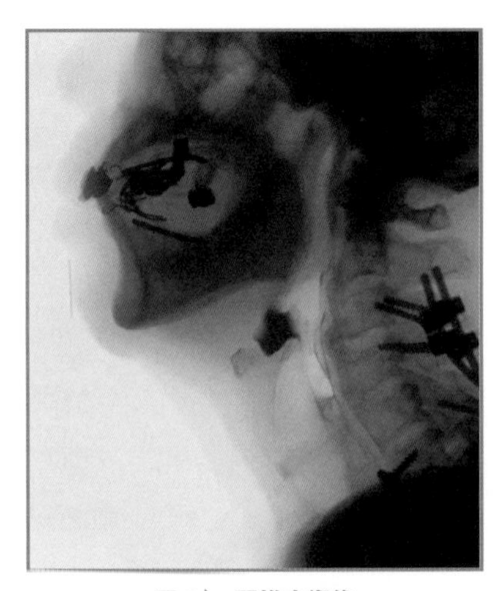

図3 頸椎症術後

頸椎の変性と靱帯の骨化により、喉頭蓋谷が反転せず、嚥下後も食べものが残留している。

するもの、意識レベルの低下を起こすもの、口腔乾燥感を起こすものなどがあげられます。医薬品が神経や筋そのものに影響を与え筋力低下や感覚障害につながったり、粘膜の分泌機能を低下させ嚥下運動の機能低下を来すことなどにより、これらの障害が生じます。

加齢による機能減退

加齢の影響は多様です。味覚閾値の上昇、残存歯数の減少、唾液腺の萎縮、嚥下反射の惹起性低下と速度低下、安静時の喉頭の低位化、嚥下－呼吸協調性の低下、咳嗽(がいそう)反射の低下などの高齢者に特有の生理的変化だけでなく、疾患または心や体の状態が複雑に関連し合うことによる老年症候群の進行によっても生じます。

摂食嚥下障害の有症率

摂食嚥下障害の有症率は、それぞれ異なる場所や疾患で研究が行われてきました。したがって、病態や疾患の経過、評価方法によっても有症率は変わります。日常診療でよくみる脳梗塞による摂食嚥下障害は急性期で 50 ～ 100％ですが、2 週間経過すると 10 ～ 20％になるという報告があります。しかし、急性期をすぎてもなお臨床所見で 25 ～ 45％、機能評価を行うと 40 ～ 81％に摂食嚥下障害を認めたという報告もあります。また、代表的な神経筋疾患であるパーキンソン病では、有症率は半数以上であり、機能的な重症度分類とはかならずしも関係せず、パーキンソン病治療薬の副作用の影響も受けるとされています。認知症を有する高齢者では 19 ～ 84％と報告されています。

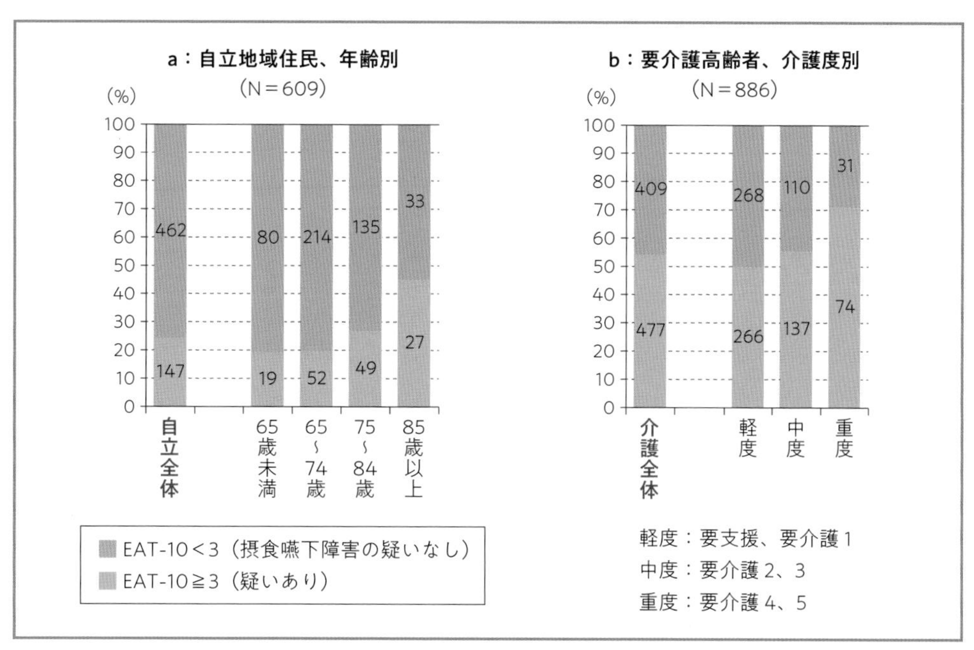

図4 摂食嚥下障害が疑われる人の割合（文献1より）

地域在住高齢者における有症率調査について示します（**図4**）[1]。人口約18万名のある都市の60歳以上の自立地域住民1,000名、要介護高齢者2,000名に「EAT-10」を郵送して、有症率とその実態を調査しました。「EAT-10」は2008年に開発された摂食嚥下スクリーニングの質問票であり、10項目の質問で構成されています。それぞれの質問に5段階（0点：問題なし～4点：ひどく問題）で回答し、合計得点が3点以上で「摂食嚥下障害の疑いあり」と判定します。そして、摂食嚥下障害の自覚症状や程度が重いほど、点数は高くなります。「EAT-10」の特徴として、非侵襲的で簡便なツールであること、さまざまな疾患の人に幅広く使用できること、直接的な摂食嚥下障害の症状だけでなく生活の質（quality of life；QOL）も評価できることがあげられます。

「EAT-10」の有効回答は自立地域住民で609名（60.9%）、要介護高齢者で886名（44.3%）でした。摂食嚥下障害が疑われた人は、自立地域住民全体では24.1%、65歳以上の自立地域住民では25.1%であり、年齢が上がるとともに有症率は増加しました（**図4-a**）。要介護高齢者では、摂食嚥下障害が疑われた人は全体で53.8%であり、介護度が高くなるにつれて有症率も増加しました（**図4-b**）。

また、どの質問が選ばれやすいか、つまり自覚しやすい症状は何かを調査しました。自立地域住民、要介護高齢者ともに、「むせ」を問う質問（食べるときに咳が出る）がもっとも多く選ばれていました。要介護高齢者では「むせ」に加えて、固形物や錠剤の嚥下の困難さ、ならびに精神的な負担があると回答する人も多くなりました。このように、自立者、要介護状態などの生活機能の違いや生活の場の違いはあっても、高齢者にとって摂食嚥下障害は非常に一般的な症状・障害になっているといえます。

「EAT-10」は直接的な摂食嚥下障害だけでなく、精神的な負担やQOLも評価することが可能です。タイミングよく嚥下しきれなければ、咳が出たり(むせ)、液体嚥下時に余分な努力が必要になったりします。また、パワーが不足していると、固形物や錠剤の嚥下に困難さが生じ、のどへのひっかかりが生じます。こうしたことが、体重減少の項目で表される栄養状態や、食べることへのストレス、食事の喜びなどのQOLにも関係してきます。先に示したような摂食嚥下障害の原因を理解して対応を行うと、たとえ本人の摂食嚥下機能が変わらなくても「EAT-10」の点数は低下し、食べることや飲み込むことに対する困難さが軽減します。

管理栄養士に必要なスキル

管理栄養士が摂食嚥下障害患者にかかわるときは、「食事をペースト食にしましょう」「お茶にはとろみをつけましょう」というような指導が多くなります。しかし残念ながら、これらは患者にとってよい情報とはいえません。いずれも、摂食嚥下のメカニズムに基づく指導であるためです。患者や家族に納得して実践してもらうには、なぜその対応が必要なのかを理解できるような説明をする必要があります。管理栄養士には、"摂食嚥下のメカニズム"を知っているだけでなく、患者に理解してもらえる"伝えるスキル"をもつことが必要とされます。

引用・参考文献

1) Igarashi, K. et al. Survey of suspected dysphagia prevalence in home-dwelling older people using the 10-Item Eating Assessment Tool (EAT-10). PLos One. 14 (1), 2019, e0211040.
2) 佐藤裕二ほか編. よくわかる高齢者歯科学. 京都, 永末書店, 2018, 231p.
3) 出江紳一ほか編. 摂食嚥下リハビリテーション. 第3版. 才藤栄一ほか監修. 東京, 医歯薬出版, 2016, 432p.
4) 片桐伯真ほか編. 疾患別に診る嚥下障害. 藤島一郎監修. 東京, 医歯薬出版, 2012, 488p.
5) Baijens, LW. et al. European society for swallowing disorders : European union geriatric medicine society white paper : Oropharyngeal dysphagia as a geriatric syndrome. Clin. Interv. Aging. 11, 2016, 1403-28.
6) Lin, LC. et al. Prevalence of impaired swallowing in institutionalized older people in taiwan. J. Am. Geriatr. Soc. 50 (6), 2002, 1118-23.
7) 森戸光彦ほか編. 老年歯科医学. 東京, 医歯薬出版, 2015, 480p.

脳血管障害による摂食嚥下障害

東邦大学医療センター大森病院リハビリテーション科准教授
大國生幸（おおくに・いくこ）

脳血管障害

脳卒中の分類

脳血管障害とは、脳血管の閉塞や出血によって脳のある領域の神経細胞が一時的または永続的に障害される疾患や、脳血管が病的変化によって一時的または永続的に障害される疾患（血管壁の異常、狭窄、閉塞、透過性異常）の総称です（**図1**）。脳卒中はこれらのなかでも代表的疾患であるため、厚生労働省は脳血管疾患として取り扱っています。

脳卒中は、局所性脳機能障害から一過性脳虚血発作を除外したもので、血管が閉塞する「脳梗塞」と、血管が破れて出血する「脳出血」「くも膜下出血」「脳動静脈奇形に伴う頭蓋内出血」に分けられます。

脳出血

脳出血は脳実質で出血を生じますが、くも膜下出血は脳の外側を覆っているくも膜と脳との隙間に出血が生じた病態です。くも膜下出血は脳血管攣縮（れんしゅく）により脳梗塞を併発することがあります。脳出血の多くは高血圧性脳出血で、好発部位は被殻、視床、ついで皮質下、脳幹、小脳などです。かつて日本では、脳卒中といえば脳出血を指すほど脳出血が多数を占めていましたが、徐々に減少して現在では脳梗塞のほうが多数を占めます。

脳梗塞

脳梗塞の発生機序は、主として血管が動脈硬化によってしだいに閉塞する「脳血栓」と、血栓が血流にのって脳血管を突発的に閉塞させる「脳塞栓」に大別されます。また、臨床病型により「ラクナ梗塞」「アテローム血栓性脳梗塞」「心原性脳塞栓症」に分けられます。

ラクナ梗塞は、穿通枝と呼ばれる末梢の血管が閉塞して生じる直径15mm以下の小さな梗

A. 無症候性

B. 局所性脳機能障害

1. 一過性脳虚血発作（TIA）
2. 脳卒中
   a. 経過
      1）改善型、2）悪化型、3）安定型
   b. 脳卒中の病型
      1）脳梗塞
         - 発生機序：①血栓性、②塞栓性、③血行力学性
         - 臨床概念：①アテローム血栓性、②心塞栓性、③ラクナ、④そのほか
         - 部位による症侯：①内頸動脈、②中大脳動脈、③前大脳動脈、④椎骨脳底動脈系
      2）脳出血
      3）くも膜下出血
      4）脳動静脈奇形に伴う頭蓋内出血

C. 脳血管性認知症

D. 高血圧性脳症

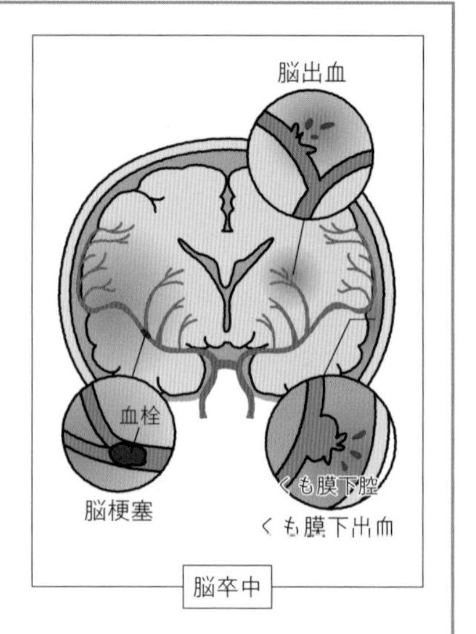

図1 脳血管障害の分類（National Institute of Neurological Disorders and Stroke- Ⅲ；NINDS- Ⅲ）

塞です。症状は比較的軽いことが多く、無症状の場合もあります。アテローム血栓性脳梗塞は、太い動脈の粥状硬化による閉塞で、梗塞巣が大きくなることから、症状も重度となりやすいです。また高血圧や糖尿病などの生活習慣病が背景にあることが多いです。心原性脳塞栓症は心臓から流出した血栓が脳の比較的太い血管に詰まるため、梗塞巣が大きくなることが多く、症状が重く高次脳機能障害を伴いやすいです。血栓ができる原因の多くは心房細動（不整脈）です。

このように脳血管障害の症状は、血管病変がどこに生じ、どの程度の神経細胞が障害されたかによって大きく異なります。

脳血管障害による摂食嚥下障害

摂食嚥下のプロセスと合併する障害

食物を認識して口腔へ取り込み、唾液を含む食物および液体を飲み込む摂食嚥下は、生理学・解剖学をもとにした複雑な生体力学的相互作用です。先行期、準備期、口腔期、咽頭期、および食道期の5つの段階で構成されます。

摂食嚥下には中枢神経系と筋肉、およびそれらをつなぐ脳神経が関与しており、神経学的または構造的な障害は摂食嚥下に影響をおよぼします。摂食嚥下は複雑に連合した運動で、随意性と不随意性の反射によって達成されます。摂食嚥下のプロセスは、両側感覚運動皮質、一次運動野、運動前野、補足運動野、島、帯状回、下前頭回、下頭頂小葉、側頭葉、楔前部（けつぜん）、大脳基底核、小脳、および脳幹を含む多くの脳領域のネットワークを活性化させます[1)]。そして、高度に組織化された調節系が必要で、延髄の嚥下中枢であるパターン発生器（central pattern generator；CPG）が大きく関与していることが明らかになっています。摂食嚥下の達成にはこのような大きな神経回路網が含まれるため、摂食嚥下障害は脳血管障害患者にしばしばみられる症状です。

脳卒中発症後の生存者のうち、27～64％が摂食嚥下障害を合併します。多くの脳卒中患者で自然に（約半数は発症後2週間までに）改善しますが、脳卒中発症後の生存者の15％には、1ヵ月後も摂食嚥下障害が残存します。これらの患者の多くは、機能障害、回復の遅延、生活の質の著しい低下を伴う長期的な栄養補給を必要とします。摂食嚥下障害の合併症には、肺炎につながる誤嚥、低栄養、リハビリテーション医療が行えない、入院期間の長期化、死亡リスクの増大などがあげられます[2)]。

急性期の摂食嚥下障害

急性期の摂食嚥下障害の要因は、脳浮腫などによる脳全般の機能低下や意識障害の影響が大きいと考えられます。経過とともに脳浮腫などが改善すれば、摂食嚥下障害も改善します。急性期を過ぎて摂食嚥下障害が遷延している場合は、嚥下中枢の存在する延髄の片側性障害による球麻痺（bulbar palsy）、大脳皮質の両側性障害による仮性球麻痺（pseudobulbar palsy）、大脳基底核の障害による不随意運動、優位側の大脳皮質の障害、高次脳機能障害による摂食行動の異常、咀嚼と嚥下などの協調障害が想定されます。

喉頭は左右が連結した臓器であり、両側性支配のため、上下肢にみられる片麻痺のような明らかな運動障害を来すことはまれです。脳血管障害による摂食嚥下障害の病態は、球麻痺と仮性球麻痺に分類すると理解しやすいです。

球麻痺

球麻痺とは、延髄にある脳神経核が障害されて起こる嚥下器官の麻痺です。延髄にある舌咽、迷走、舌下神経の核およびその末梢神経が障害され、嚥下障害、言語障害、舌の麻痺が起こります。球麻痺では、正常な嚥下反射が起こらなくなります。そのほか、舌の萎縮、筋線維束性攣縮（舌のぴくぴくとした小さな痙攣のような動き）、咽頭反射の減弱なども呈します。延髄を外側からみるとボール（bulb）のように丸いかたちをしているので“球”麻痺と

	球麻痺	仮性球麻痺
障害部位	延髄の 嚥下中枢	延髄より上位の 運動ニューロン
嚥下反射	惹起不全	惹起遅延
嚥下パターン	異常	正常
咽頭挙上	不十分	十分
舌萎縮	あり	なし
舌の 線維束性攣縮	あり	なし
高次脳機能	問題なし	障害あり、 認知症など

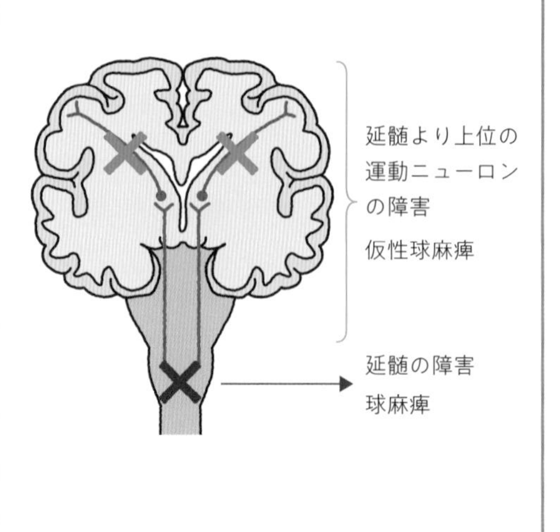

図2 脳血管障害の分類：球麻痺と仮性球麻痺の鑑別

呼ばれます。

延髄の脳血管障害で球麻痺が生じる代表的なものには、延髄外側症候群（ワレンベルグ症候群）があります。延髄外側の病変では球麻痺に加え、病側顔面、健側上下肢・体幹の温痛覚障害、病側の失調症状、ホルネル症候群（縮瞳、眼裂狭小化、眼球陥凹）など多彩な症状を呈することがあります。球麻痺の重症例では、唾液をティッシュペーパーなどに喀出し続けるといった行為がみられます。輪状咽頭筋が弛緩せず、上部食道括約筋が開大しない病態で、リハビリテーションで回復しない場合は、輪状咽頭筋切断術などの手術や、経鼻胃管からの栄養管理が必要となります。また、輪状咽頭筋へのボツリヌス治療も研究段階にあります。

仮性球麻痺

仮性球麻痺とは、球麻痺に類似した神経症状のことです。嚥下中枢のある延髄より中枢側の、両側性の上位運動ニューロン（皮質延髄路）の障害により起こります。球麻痺との違いは嚥下反射が保たれているところですが、嚥下反射は随意的に誘発しづらく、惹起（じゃっき）遅延やタイミングのずれによる誤嚥が特徴的です。また、嚥下に関連する筋運動の協調性低下と筋力低下、感覚障害（感覚低下）に伴う咽頭残留などの症状が認められます。このような場合にはとろみ調整食品の使用が推奨されています。球麻痺との鑑別点を**図2**に示します。仮性球麻痺は通常、初発の一側性脳血管障害では起こりません。しかし、無症候性の脳血管障害が潜在的にあった高齢者では、新たな病変が加わると初回発作でも仮性球麻痺を呈することがあるため注意が必要です。適切な食形態を適切な方法で摂取できるよう、嚥下チームによる評価・治療が行われます。

摂食嚥下・栄養障害へのチームアプローチ

厚生労働省発表の統計によると、長い間、死因別死亡総数の首位であった脳血管疾患は1970年から減少しており、2020年には全死因の4位となっています。診療技術と治療の進歩に伴い、脳血管疾患そのもので命を落とす患者は減少しましたが、介護が必要となった原因では2位（2019年国民生活基礎調査の概況）、傷病別の総患者数では3位（2017年患者調査の概況）となっており、111万5,000人の脳卒中患者が後遺症を抱えながら生活しています[3)]。今後は、脳血管疾患後の摂食嚥下・栄養障害への適切なチームアプローチがいっそう重要になると考えられます。

引用・参考文献

1） Kober, SE. et al. Effects of motor imagery and visual neurofeedback on activation in the swallowing network : A real-time fMRI study. Dysphagia. 34（6）, 2019, 879-95.
2） Bath, PM. et al. Swallowing therapy for dysphagia in acute and subacute stroke. Cochrane Database Syst. Rev. 10（10）, 2018, CD000323.
3） 厚生労働省．厚生労働統計一覧．（https://www.mhlw.go.jp/toukei/itiran/, 2022年5月閲覧）．

サルコペニアによる摂食嚥下障害

東京女子医科大学病院リハビリテーション科教授／診療部長
若林秀隆（わかばやし・ひでたか）

サルコペニアによる摂食嚥下障害とは

サルコペニアによる摂食嚥下障害とは、全身と嚥下関連筋の筋肉量減少、筋力低下によってひき起こされます。全身のサルコペニアを認めることが、サルコペニアによる摂食嚥下障害を診断する必要条件となっています。2013年に開催された第19回日本摂食嚥下リハビリテーション学会のシンポジウム「サルコペニアと摂食嚥下リハ」（座長：藤島一郎、若林秀隆）で、サルコペニアによる摂食嚥下障害の定義と診断基準案が提唱されました[1]。その後、日本を中心に研究や臨床がすすんでいます。

摂食嚥下には、咀嚼筋、舌筋、口蓋筋、舌骨上筋、舌骨下筋、咽頭筋、喉頭筋など多くの筋肉がかかわっています。そのため、摂食嚥下にかかわる筋肉に筋肉量減少や筋力低下を認めると、摂食嚥下障害になりえます。

サルコペニアによる摂食嚥下障害のメカニズム

高齢者の誤嚥性肺炎を例として、サルコペニアによる摂食嚥下障害の発生メカニズムを示します。高齢者では、加齢によるサルコペニアを誤嚥性肺炎の発症前から認めることが少なくありません。誤嚥性肺炎では急性炎症・侵襲を認めるため、疾患による二次性サルコペニアが進行します。誤嚥性肺炎の臨床現場では「とりあえず安静」「とりあえず禁食」とされやすいため、廃用性筋萎縮による二次性サルコペニアを合併しやすいです。誤嚥性肺炎では「とりあえず禁食」に加えて、末梢静脈栄養で1日300kcal程度の「とりあえず水・電解質輸液のみ」という不適切な栄養管理が行われることも少なくありません。これらの結果、高齢者の誤嚥性肺炎患者では、サルコペニアの4つの原因（加齢、活動不足、栄養不足、疾患）すべてを合併しやすいです。そして、誤嚥性肺炎の発症前は3食経口摂取可能であったにもかかわらず、入院後にサルコペニアによる摂食嚥下障害を発症して経口摂取困難となることが

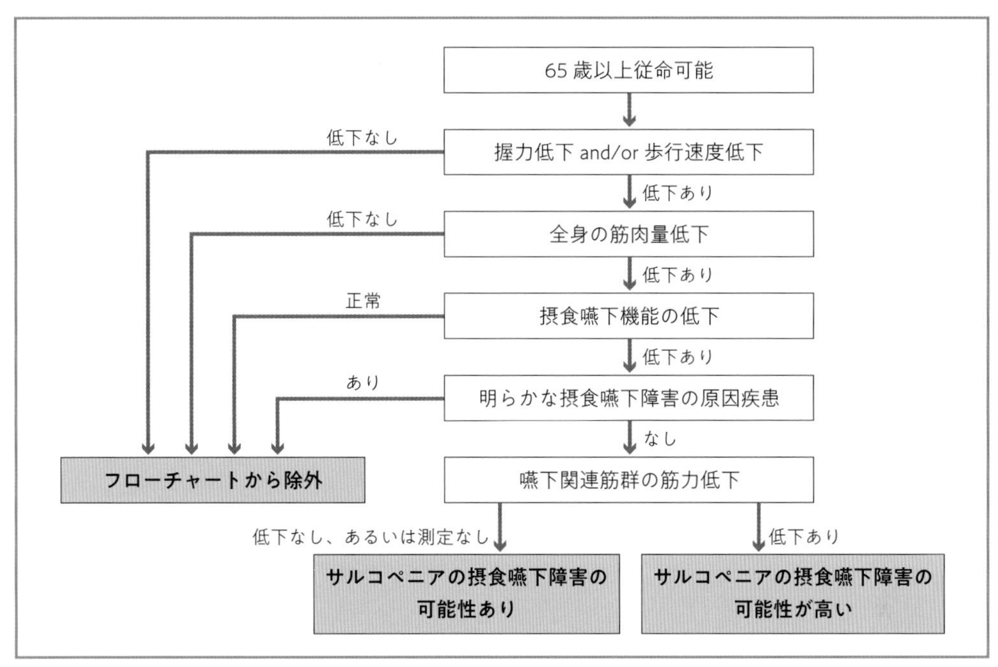

図 サルコペニアによる摂食嚥下障害診断フローチャート（文献2を著者和訳）

あります。

サルコペニアの4つの原因のうち、栄養と急性炎症・侵襲は低栄養の原因でもあります。つまり、サルコペニアによる摂食嚥下障害とは、部分的には「低栄養による摂食嚥下障害」ともいえます。そのため、サルコペニアによる摂食嚥下障害の治療には、摂食嚥下リハビリテーションだけでなく栄養改善が重要となります。

サルコペニアによる摂食嚥下障害の診断

サルコペニアによる摂食嚥下障害の診断には、信頼性・妥当性が検証された診断フローチャートを使用します（**図**）[2)]。診断のおもなポイントは、①全身にサルコペニアを認めること、②摂食嚥下障害を認めること、③明らかな摂食嚥下障害の原因疾患がないことの3点です。

全身のサルコペニアは、低骨格筋量に加え、低筋力もしくは低身体機能を認めれば診断できます。明らかな摂食嚥下障害の原因疾患に関しては、診断推論が必要です。たとえば、今まで摂食嚥下障害がなかった高齢者が、大腿骨近位部骨折で入院して術後に摂食嚥下障害となった場合には、「サルコペニアによる摂食嚥下障害」の可能性が非常に高いです。また、今まで摂食嚥下障害がなかった高齢者が、脳出血で入院して発症直後に摂食嚥下障害となった場合には、「脳出血による摂食嚥下障害」と考えます。一方、脳梗塞の既往があっても摂食嚥下障害がなかった高齢者が、誤嚥性肺炎で入院して肺炎後に摂食嚥下障害となった場合には、「サルコペニアによる摂食嚥下障害」の可能性があります。むしろ「脳梗塞による摂食嚥下障害」の可能性は低いです。摂食嚥下障害の原因疾患が一つしかない場合の診断推論はむずかしくありませんが、複数の原因疾患がある場合はむずかしいです。なんでもかんでもサルコペニアによる摂食嚥下障害と診断することも、安易にサルコペニアによる摂食嚥下障害を除外診断することも問題があります。

急性期病院のリハビリテーション科に摂食嚥下リハビリテーションの依頼があった入院患者のうち、32%にサルコペニアによる摂食嚥下障害を認めました[3]。また、肺炎で摂食嚥下障害を認めた入院患者のうち、81%にサルコペニアによる摂食嚥下障害を認めました[4]。これらの報告からもわかるように、サルコペニアによる摂食嚥下障害はよくある疾患だといえます。

サルコペニアによる摂食嚥下障害と医原性サルコペニア

サルコペニアの原因のうち、①病院での不適切な安静や禁食が原因の活動によるサルコペニア、②病院での不適切な栄養管理が原因の栄養によるサルコペニア、③医原性疾患によるサルコペニアを「医原性サルコペニア」と呼びます[5]。医原性サルコペニアは、たとえば誤嚥性肺炎患者に対する「とりあえず安静」「とりあえず禁食」「とりあえず禁食で水・電解質輸液のみ」という指示で生じやすいです。誤嚥性肺炎の場合、「とりあえず安静」でも「とりあえず離床」でもなく、全身状態を適切に評価したうえで、早期離床が可能であれば入院後2日以内に離床を開始すべきです。同様に「とりあえず禁食」でも「とりあえず経口摂取」でもなく、摂食嚥下機能などを適切に評価したうえで早期経口摂取が可能であれば、入院後2日以内に経口摂取を開始すべきです。誤嚥性肺炎で禁食が必要な場合には、末梢静脈からの水・電解質輸液のみの栄養管理は不適切であり、禁忌でない限り入院後2日以内にアミノ酸製剤と脂肪乳剤を含んだ末梢静脈栄養を行うべきです。

医原性サルコペニアを予防できれば、サルコペニアによる摂食嚥下障害を部分的に予防できると考えます。そのためには適切な栄養管理が大切です。急性期病院を中心に管理栄養士が入院直後からかかわり、入院後2日以内に適切な栄養管理を実施することが、サルコペニアによる摂食嚥下障害の予防につながります。そして、サルコペニアによる摂食嚥下障害の発生につながる、不適切な栄養管理を見逃さないで改善してください。

引用・参考文献

1) Wakabayashi, H. Presbyphagia and sarcopenic dysphagia : Association between aging, sarcopenia, and deglutition disorders. J. Frailty Aging. 3（2）, 2014, 97-103.
2) Mori, T. et al. Development, reliability, and validity of a diagnostic algorithm for sarcopenic dysphagia. JCSM Clinical Reports. 2（2）, 2017, 1-10.
3) Wakabayashi, H. et al. The prevalence and prognosis of sarcopenic dysphagia in patients who require dysphagia rehabilitation. J. Nutr. Health Aging. 23（1）, 2019, 84-8.
4) Miyauchi, N. et al. Effect of early versus delayed mobilization by physical therapists on oral intake in patients with sarcopenic dysphagia after pneumonia. Eur. Geriatr. Med. 10（4）, 2019, 603-7.
5) Nagano, A. et al. Rehabilitation nutrition for iatrogenic sarcopenia and sarcopenic dysphagia. J. Nutr. Health Aging. 23（3）, 2019, 256-65.

5

老化による摂食嚥下機能の低下（老嚥）

昭和大学歯学部高齢者歯科学講座准教授
古屋純一（ふるや・じゅんいち）

老嚥

純粋な老化のみによって摂食嚥下障害が生じることはあまり考えにくく、加齢変化による摂食嚥下機能の低下は予備能力低下の範囲にとどまり、自覚がない場合も多いです。そのため、老眼のように、老嚥または老人性嚥下機能低下（presbyphagia）と呼ばれ、疾患による摂食嚥下障害（dysphagia）とは区別されます[1)]。

実際の臨床現場では、「老化以外では説明が困難な摂食嚥下機能の低下」に遭遇することも少なくありません。しかし、背景に何らかの潜在疾患がある場合も多く、また廃用やサルコペニアによる摂食嚥下機能の低下と明確に区別することは、とくに初期段階では困難です。いずれにしても、老嚥は摂食嚥下障害のリスク要因の一つと考えておいてよいでしょう（**図1**）。元気なうちはさほど問題になりませんが、疾病などを契機に、容易に摂食嚥下障害に陥りやすいといえます。

老嚥とオーラルフレイル

老嚥＝嚥下のフレイル

老嚥は、嚥下のフレイルと考えると理解しやすいです。すなわち、老化などで生じる摂食嚥下に関連する口腔・咽頭の器質的・機能的な変化によって、摂食嚥下機能の脆弱性が進行した状態といえます。そのため早期発見・早期対応が重要ですが、やみくもに機能訓練をすすめるのではなく、潜在疾患やサルコペニアの存在を考慮した適切な診断と対応が必要です。

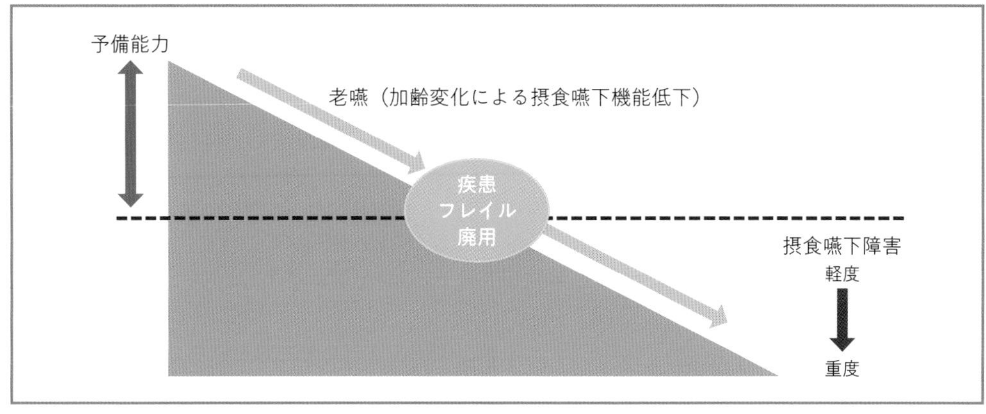

図1 老嚥のイメージ

加齢変化による摂食嚥下機能の低下は予備能力の範囲におさまる。多くは疾患やフレイル、廃用を契機に摂食嚥下障害が惹起（じゃっき）されるが、老嚥はリスク要因の一つとして考えられる。

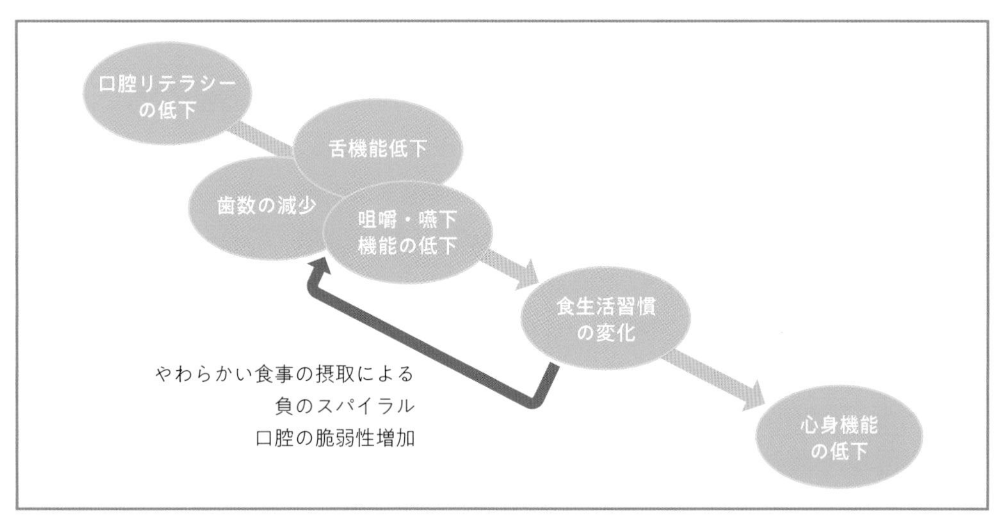

図2 オーラルフレイルの概念

老化に伴って口腔への関心が低下し、歯数や口腔衛生などの口腔環境の悪化、舌機能の低下が複合的に生じ、咀嚼・嚥下機能が低下すると、食生活習慣が変化する。やわらかい食事の摂取による負のスパイラルは、口腔の脆弱性を増加させ、さらなる口腔機能の低下を生じさせる。その結果、心身機能の低下に通ずる。

オーラルフレイル

摂食嚥下機能は口腔と咽頭の統合機能であるため、飯島らはより包括的な「オーラルフレイル」という概念を提唱しています[2]（**図2**）。オーラルフレイルとは、歯の欠損に代表されるささいな口腔機能の低下にはじまり、放置すると食生活習慣の悪化をまねき、全身のフレ

表 口腔機能低下症の概念

口腔機能低下症７つの下位症状	口腔機能精密検査
口腔衛生不潔	口腔環境
口腔乾燥	
咬合力低下	個別の口腔機能
舌口唇運動機能低下	
低舌圧	
咀嚼機能低下	統合的な口腔機能
嚥下機能低下	

口腔機能のうち、口腔衛生や口腔乾燥などの口腔環境、歯の数や咬合力、舌や口唇の運動機能、舌の筋力などの個別の口腔機能、咀嚼・嚥下に関する統合的な口腔機能について検査を行う。7項目中3項目に該当すると、口腔機能低下症と診断される。公的保険に導入されており、歯科医院で検査を受けることができる。

イルや要介護のリスクにも通じます。そのため、医科と歯科の連携した取り組みによって、運動、栄養（口腔）、社会性にアプローチすることが重要とされています。

オーラルフレイル対策として、歯科においては口腔機能低下症[3]の診断と管理が公的保険に導入されています。口腔機能低下症は、口腔環境（口腔の清潔さ、口腔の乾燥）、個別の機能（かむ力、舌と口唇の運動機能、舌の筋力）、統合的な機能（咀嚼機能、嚥下機能）の７つについて検査・診断し、個別の機能低下に合わせた管理を行うものです（**表**）。

口腔・咽頭の加齢変化

老化による摂食嚥下機能の低下

老化による摂食嚥下機能の低下を考える際には、口腔・咽頭の加齢変化（老化）を理解する必要があります。加齢変化は個体差が大きくて性差もあり、さらに疾患や服薬、廃用や低栄養などの要因によって複雑に修飾されることに注意します。以下、口腔・咽頭の加齢変化について簡潔に記します。

感覚と唾液の加齢変化

感覚閾値は年齢とともに上昇するため、嗅覚・味覚・口腔・咽頭の感覚は低下し、認知機能低下と相まって、口腔や咽頭での食塊認知不良などの認知期（先行期）障害につながりやすいです。唾液は1日に約1～1.5L分泌され、食塊形成に役立ちますが、高齢者では加齢変化よりもむしろ服薬によって減少することが多いです。

歯の加齢変化

歯の欠損は口腔で生じる最大の加齢変化です。歯の喪失の原因はう蝕や歯周病であり、奥の臼歯から生じることが多いです。歯の欠損によって咀嚼機能は低下しますが、欠損が少ない場合には舌などによって代償されやすいです。欠損が増えると咀嚼機能は著しく低下し、義歯による機能回復を行いますが、とくに取り外し可能な義歯の場合には、咀嚼機能の回復が限定的な場合もあります。

舌の加齢変化

舌は摂食嚥下において中心的な役割を担う器官です。舌は加齢によって筋線維の萎縮や減少が生じるため、舌の厚みの減少や、筋力を示す舌圧の低下が起こりえます。一方で、舌骨の低下に伴う舌根低下によって口腔・咽頭腔が広がった結果、舌が代償性に肥大することもあります。また、舌運動の速度や巧緻性（滑舌）も加齢によって低下しやすいです。

嚥下関連筋の加齢変化

嚥下時に舌骨を挙上させる舌骨上筋群は、加齢や低栄養に伴って筋量や筋力が低下し、萎縮しやすいです。その結果、加齢によって喉頭が下垂しやすく[4]、咽頭腔が拡大することで嚥下の予備力低下に通じると考えられています。脳・神経系の加齢変化によって、口腔や咽頭の嚥下関連筋の運動速度や協調性が低下しやすく、呼吸と嚥下の協調性も低下します。

咀嚼・嚥下機能の加齢変化

咀嚼・嚥下機能は口腔や咽頭による統合的な機能であり、加齢変化によって低下する可能性がありますが、口腔や咽頭の器官が代償し合うことで、おおむね予備力低下の範囲におさまると考えられます。加齢変化によって、咀嚼時間の延長、喉頭侵入、軽度の咽頭残留などを認めることがありますが、加齢変化のみを原因として著明な咽頭残留や誤嚥を認めることはほとんどありません。しかし、加齢による咀嚼・嚥下機能の低下は食物摂取の多様性低下につながり、栄養状態やフレイルサイクルに悪影響を与えると考えられます。

老嚥の改善

加齢によって低下した個別の機能に対しては、適切な評価に基づく訓練や生活指導が有効

義歯あり　　義歯なし

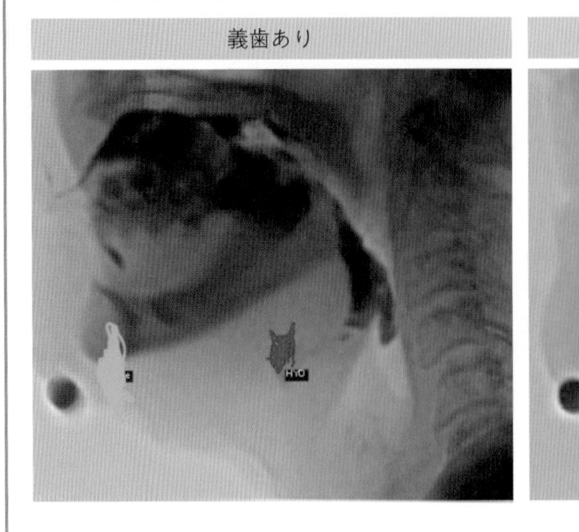

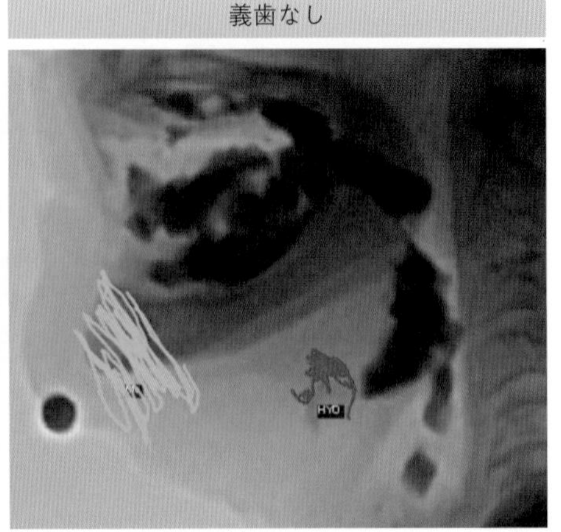

緑：下顎の運動軌跡　赤：舌骨の運動軌跡

図3 義歯の装着による摂食嚥下運動の安定化

義歯の装着によって口腔・咽頭の形態がととのうことで、安定した摂食嚥下運動を営むことが可能となる。義歯ありのときは下顎と舌骨の運動が安定しているが（左）、義歯を外すと不安定になる（右）。嚥下前の食塊は、義歯がないと深部まで侵入することにも注意。

です。歯科治療によって回復可能なものもあるため、歯科との積極的な連携が効果的です。とくに、大きな歯の欠損を放置したままにしておくと、口腔の形態が変化し、咀嚼・嚥下機能に悪影響を与える可能性があります。適切な義歯の装着は、口腔や咽頭の形態を正しくととのえ、舌運動を助けて摂食嚥下時の食塊搬送や口腔・咽頭の運動を安定化[5]させます（**図3**）。また、老嚥の背景に低栄養が存在することもあるため、多職種による包括的な対応が重要です。

引用・参考文献

1）Wakabayashi, H. Presbyphagia and sarcopenic dysphagia : Association between aging, sarcopenia, and deglutition disorders. J. Frailty Aging. 3（2）, 2014, 97-103.

2）日本歯科医師会．通いの場で活かすオーラルフレイル対応マニュアル：高齢者の保健事業と介護予防の一体的実施に向けて：2020年版／概要リーフレット．（https://www.jda.or.jp/oral_flail/2020, 2022年5月閲覧）.

3）水口俊介ほか．高齢期における口腔機能低下：学会見解論文 2016年度版．老年歯科医学．31（2），2016，81-99.

4）古川浩三．嚥下における喉頭運動のX線学的解析：特に年齢変化について．日本耳鼻咽喉科学会会報．87（2），1984，169-81.

5）Onodera, S. et al. Effects of wearing and removing dentures on oropharyngeal motility during swallowing. J. Oral Rehabil. 43（11）, 2016, 847-54.

薬剤性嚥下障害

社会福祉法人恩賜財団済生会支部神奈川県
済生会横浜市南部病院入退院支援センター
飯田純一（いいだ・じゅんいち）

昭和大学薬学部社会健康薬学講座社会薬学部門／
臨床薬学部門臨床栄養代謝学部門
倉田なおみ（くらた・なおみ）

薬剤性嚥下障害とは

薬剤性嚥下障害とは、薬の効果ではなく期待していない作用が有害事象として嚥下機能に影響を与え、障害が発生することです。具体的な影響として、おもに覚醒レベル・嚥下反射・唾液分泌・筋肉緊張などの低下や味覚異常があげられます。これらの影響によって、咀嚼や嚥下の遅延、口腔内乾燥による食塊形成の支障、パーキンソン病様症状（筋肉のこわばり、動きの遅延など）が生じ、嚥下障害となることがあります。

ポリファーマシーの状態や患者背景を確認して有害事象発生防止に取り組む

数多くの薬を服用して有害事象が生じている「ポリファーマシー（polypharmacy）」[1]の状態は、複数の疾病に対して患者がそれぞれの専門医を受診し、疾病ごとに処方された薬を飲んだことがきっかけで生じることがあります。つまり、必然的に多くの薬が処方されることにより、治療目的とする効果以外の有害事象が生じやすい状況になります。薬剤性嚥下障害は、患者個々の異なる疾病の状況や服用薬によって生じる可能性を理解し、有害事象の発生防止に取り組む必要があります。

嚥下機能に影響をおよぼすおもな薬のメカニズム

薬剤性嚥下障害に関連する薬は、**表**に示すようにさまざまなものがあります。そのなかで

表 嚥下機能に影響をおよぼすおもな薬

有害事象	薬効分類
覚醒レベルの低下、嚥下反応の低下・遅延	催眠鎮静薬、抗不安薬、抗うつ薬、抗精神病薬、抗ヒスタミン薬
口腔内乾燥	抗コリン薬、抗うつ薬、利尿薬、カルシウム拮抗薬、抗ヒスタミン薬、抗精神病薬、抗パーキンソン病薬、過活動膀胱治療薬
味覚障害	催眠鎮静薬、抗不安薬、解熱鎮痛薬、抗不整脈薬、血圧降下薬、脂質異常症（高脂血症）治療薬、消化性潰瘍薬
錐体外路障害の誘発	抗うつ薬、抗精神病薬、カルシウム拮抗薬、消化器疾患治療薬、降圧薬
筋力低下	脂質異常症（高脂血症）治療薬、抗菌薬、抗精神病薬、ステロイド薬、抗リウマチ薬

抗うつ薬や抗ヒスタミン薬などは、嚥下機能を低下させる複数のメカニズムに関与する可能性があります。代表的な薬のメカニズムについて、以下に解説します。

抗精神病薬

嚥下機能の神経伝達物質としては、サブスタンスPおよびドパミンが関与しています。サブスタンスPは咳－嚥下反射を誘発し、ドパミンがドパミン受容体に結合するときに咽頭に放出されます。抗精神病薬はそのドパミン受容体を遮断するため、サブスタンスPの濃度が低下して、咳－嚥下反射を低下させます。

催眠鎮静薬、抗不安薬

体内にも広く存在するアミノ酸の一つであるγ-アミノ酪酸（gamma aminobutyric acid；GABA）は、おもに脳や脊髄において抑制性の神経伝達物質としてはたらき、興奮を鎮めたりリラックスをもたらしたりする役割があります。

催眠鎮静薬と抗不安薬は、GABAがGABA受容体へ結合するはたらきを亢進させるため神経の活動は抑制され、鎮静や睡眠の状態になったり、不安が解消されたりします。このようなはたらきをする催眠鎮静薬と抗不安薬は、異なる薬として示されることもありますが、多くは同じベンゾジアゼピン受容体作動薬（benzodiazepine；BZD）に分類されます。BZDは催眠鎮静効果が強く示されるものが催眠鎮静薬となり、抗不安効果が強く示されるものが抗不安薬となります。すなわち、催眠鎮静作用および抗不安作用を併せもちます。

また、効果の持続が1時間程度の短い薬から1日以上の長い薬まであり、作用時間に違いがあります。作用時間が短い薬の注意点は長期間使用で精神依存性が高くなるため、漫然と使用することは避ける必要があります。一方、薬剤性嚥下障害に関連するのは作用時間が長い薬で、効果が持続するため、覚醒レベルや嚥下反応の低下によって嚥下障害が起こっていないかを確認する必要があります。

抗うつ薬

うつ病は、脳内の神経細胞をつなぐ伝達物質のセロトニンやノルアドレナリン、ドパミンが十分にはたらいていない状態にあります。抗うつ薬は、神経細胞間のこれらの神経伝達物質のはたらきを高めて症状を改善させます。いちばん古くから使用されている三環系抗うつ薬は、高い抗うつ効果がある一方、嚥下機能に影響する過鎮静や眠気、口渇などの有害事象を起こします。

副作用を軽減するためにその後に開発された四環系抗うつ薬、さらに選択的セロトニン再取り込み阻害薬（selective serotonin reuptake inhibitors；SSRI）やセロトニン・ノルアドレナリン再取り込み阻害薬（serotonin-noradrenaline reuptake inhibitors；SNRI）などは、薬が作用するポイントが限定されるようになり、有害事象の発現頻度は少なくなりました。しかし、嚥下障害に影響する傾眠や口渇などの有害事象がまったくなくなったわけではありません。抗うつ薬は、うつ症状からくる食欲低下改善のために服用していることも多く、薬による有害事象が発生していないかの確認が必要です。

抗ヒスタミン薬

ヒスタミンはアレルギー反応などで遊離される体内の神経伝達物質の一つで、ヒスタミン H_1 受容体へ作用することでアレルギーの諸症状をひき起こします。通常、抗ヒスタミン薬と呼ばれる薬は、ヒスタミン H_1 受容体にヒスタミンが結合するのを抑えることで効果を示します。抗ヒスタミン薬は発売された時期で特徴があり、古い第一世代は中枢神経抑制作用や抗コリン作用の有害事象が強いです。具体的な中枢神経系の有害事象としては、鎮静や眠気、倦怠感、認知機能障害などがあります。また、抗コリン作用による有害事象は、口渇、粘膜乾燥、尿閉、便秘などです。

第二世代は、H_1 受容体への選択性が高くなり、第一世代に比べて脳内へ移行しにくくなっているので、中枢神経抑制作用や抗コリン作用などの有害事象は少なくなっています。抗ヒスタミン薬は蕁麻疹（じんましん）や花粉症、喘息、皮膚の腫れやかゆみ、くしゃみや鼻水などの鼻炎症状、風邪薬などの幅広い日常の諸症状緩和に使用されています。

また、市販薬の睡眠導入薬は、第一世代抗ヒスタミン薬の有害事象とされる中枢神経抑制作用を応用して睡眠効果としています。

このように、抗ヒスタミン薬は使用する機会が多い薬なので、とくに嚥下機能が低下している高齢者が使用するときには、第二世代以降の薬を選び、必要最小限の投与量や使用期間にとどめることが重要です。

抗コリン薬

自律神経は交感神経と副交感神経により調節されています。副交感神経はアセチルコリンで調節されていますが、唾液の分泌はこの神経が刺激されると促進されます。副交感神経を抑制する抗コリン薬では、口渇やふらつき、せん妄、視野障害、眼圧上昇、尿閉などの有害事象が生じ、口渇は薬剤性嚥下障害の原因になることがあります。高齢者が風邪薬を飲んで、傾眠傾向や尿閉、異常行動をとるなどは抗コリン作用による影響が考えられます。抗コリン作用があるおもな薬は、抗精神病薬、抗うつ薬（とくに三環系）、ベンゾジアゼピン受容体作動薬（BZD）、抗不整脈薬、過活動膀胱治療薬、抗ヒスタミン薬（とくに第一世代）、吸入抗コリン薬など多くあり、これらが薬剤性嚥下障害の原因になることがあります。

嚥下機能改善に副次効果がある薬

嚥下機能の神経伝達物質としては、サブスタンスPおよびドパミンが関与しています。高血圧や心臓疾患治療薬のアンジオテンシン変換酵素（angiotensin converting enzyme；ACE）阻害薬は、サブスタンスPの分解を阻害します。漢方薬の半夏厚朴湯（ハンゲコウボクトウ）は、唾液中のサブスタンスPの濃度を高めます。また、パーキンソン病や脳梗塞後の意欲を改善するアマンタジンおよび抗血小板薬のシロスタゾールは、脳内のドパミンの放出を促進します。これらの薬は嚥下機能の治療薬ではありませんが、副次効果から嚥下機能の改善につながる可能性があります。

錠剤やカプセル剤服用に特化した新たな嚥下障害評価ツール

一般的な治療に用いられる錠剤やカプセル剤などの薬は、食品と同様に口腔内から食道、胃を経て、おもに小腸から吸収されます。すなわち、嚥下機能に障害があると口腔内や咽頭、食道に残留することもあり、薬の効果に影響を与える場合があります。さらに薬によっては残留した部位に潰瘍を形成することもあります。今までは薬の服用に特化した評価ツールはありませんでしたが、米国のPeter, Cによって、5つの質問に回答することで服薬時の嚥下障害を数値化する「PILL-5」[2]が開発され、「正常」「軽度から中等度の障害」「中等度から重度の障害」の3段階で判定できます。「PILL-5」日本語版もライセンス契約され使用できるようになっています[3)]。患者の服薬状況をみて飲みにくそうと感じたら、薬剤師と連携してPILL-5に記入してもらえば簡単に評価することができます。

薬剤性嚥下障害対策は直接確認と多職種連携

代表的な薬による有害事象発生メカニズムについて解説しました。大切なのは、患者の状態を直接確認することです。食事中の眠気や気力の低下などが確認された場合は、薬による有害事象の影響が考えられます。とくに高齢者は、フレイル状態の進行による体格や身体組成の変化、multimorbidity（マルチモビディティ）による疾病の変化などがあるので、患者の変化に合わせた適切な処方がされているかを確認する必要があります。一方、薬剤性嚥下障害が確認された場合に、被疑薬の急な服用中止は、原疾患の治療がされないことになり、離脱症状が生じることもあるので注意が必要です。薬剤性嚥下障害をひき起こさないためには、多職種連携が解決の鍵となります。

引用・参考文献

1) 日本老年医学会編．“高齢者薬物療法の注意点：薬物有害事象の回避：多剤併用（polypharmacy）の問題点”．高齢者の安全な薬物療法ガイドライン2015．東京，メジカルビュー社，2015，14.
2) Nativ-Zeltzer, N. et al. Validation of the PILL-5 : A 5-Item Patient Reported Outcome Measure for Pill Dysphagia. Front. Surg. 6, 2019, doi : 10.3389/fsurg.2019.00043.
3) ニュートリー．もしかしたら，錠剤嚥下障害かも !?（https://www.nutri.co.jp/nutrition/pill-5/index.html, 2022年6月閲覧）.

7

誤嚥性肺炎とその兆候、治療と予防

東北大学大学院医学系研究科障害科学専攻機能医科学講座内部障害学分野教授
海老原覚（えびはら・さとる）
東北大学大学院医学系研究科内部障害学分野
三浦久子（みうら・ひさこ）
杏林大学医学部高齢医学教室准教授
海老原孝枝（えびはら・たかえ）

誤嚥・誤嚥性肺炎とは？

食物や唾液などの口腔内分泌物、さらには食道から逆流したものなどが、何らかの理由で喉頭から気管に誤って入ってしまう状態を誤嚥（aspiration）と呼びます。誤嚥によってひき起こされるさまざまな呼吸器症候群のうち、感染を契機として発症するものの代表を誤嚥性肺炎（aspiration pneumonia）、侵襲的な化学刺激を契機として発症するものを誤嚥性肺臓炎（aspiration pneumonitis）と呼び、区別します。誤嚥性肺炎は高齢者肺炎の大多数を占め、年齢が上昇すればするほどその頻度が上がります。入院を要した肺炎のうち70歳以上では70%が、80歳以上では80%が、90歳以上では95%近くが誤嚥性肺炎であると報告されています[1]。

誤嚥性肺炎の病因としては、誤嚥を来しやすい病態（**表1**）が背景にあります。そして誤嚥を契機に肺炎を発症するリスク因子として、全身衰弱、長期臥床、慢性の気道炎症性疾患、急性脳血管障害、低栄養などがあります。

ここで注意すべきなのは、誤嚥には2通りあることです。1つ目は顕性誤嚥（witnessed aspiration）で、食物を誤嚥する場合と胃内容物を嘔吐するとともに誤嚥する場合があります。それぞれ食事中あるいは直後にむせたり、嘔吐があって発熱するなどの兆候がとらえられ、顕性の誤嚥などと呼ばれることがあります。そして2つ目は不顕性誤嚥（silent aspiration または micro-aspiration）です。本人も周りもわからないうちに起こってしまう誤嚥であり、こちらのほうが誤嚥性肺炎の発症にかかわってくる場合が多いです。不顕性誤嚥は夜間に起こることが多く、その頻度は加齢とともに増加します。

表1 誤嚥を来しやすい病態

1）神経疾患 ●脳血管性障害（急性期、慢性期） ●中枢性変性疾患 ●パーキンソン病 ●認知症 （脳血管性、アルツハイマー型、レビー小体型） ●反回神経麻痺	4）口腔の異常 ●歯のかみ合わせ障害（義歯不適合を含む） ●口腔内乾燥 ●口腔内悪性腫瘍
2）筋疾患 ●皮膚筋炎 ●嚥下サルコペニア	5）胃食道疾患 ●食道憩室 ●食道運動異常（アカラシア、強皮症） ●悪性腫瘍 ●胃食道逆流（食道裂孔ヘルニアを含む） ●胃切除（全摘、亜全摘）
3）寝たきり状態（原因疾患を問わず） ●廃用症候群 ●意識（先行期）障害	6）医原性 ●鎮静薬、睡眠薬、抗精神病薬 ●抗コリン薬など口腔内乾燥を来す薬剤 ●経管栄養

誤嚥のメカニズム

誤嚥が生じるメカニズムを理解するためには、誤嚥を防ぐ生体防御反射について理解することが重要です。誤嚥を防ぐ生体防御反射にはおもに2つあり、一つは飲食物の飲み込みに関連する嚥下反射、もう一つは気管・気管支内に入り込もうとする異物の喀出（かくしゅつ）に関連する咳反射です。とくに嚥下反射の障害は不顕性誤嚥の主要な原因になります。たとえば、不顕性誤嚥のある患者では、口腔内に唾液がたまっていても感知できず、嚥下反射が起こらないことがあります。これが嚥下反射低下であり、このような患者では咳反射も低下している場合が多いです。

嚥下反射と咳反射を正常に保つ生体内物質にP物質（サブスタンスP）があります。P物質は11個のアミノ酸からなる生理活性ペプチドの一群で、中枢神経系、交感神経節、消化管神経叢などに多く含まれる神経伝達物質です。P物質は迷走神経と舌咽頭神経の知覚枝の頸部神経節で合成されており、2つの知覚神経をさかのぼって口腔と気管に運ばれ、そこで嚥下反射と咳反射を起こさせます。このP物質は大脳の基底核で合成されるdopamine（ドパミン）の刺激によって生成されており、ドパミンの動向と密接な関連があります[2)]。脳血管障害やパーキンソン病などの変性疾患によって、ドパミンからのP物質産生系が障害されてP物質の生成が低下すると、不顕性誤嚥が起こりやすくなります。

表2 誤嚥性肺炎の症状・兆候

1）呼吸器症状	2）呼吸器以外の症状
●呼吸困難	●発熱
●頻呼吸	●ぐったり
●咳	●せん妄
●胸膜痛	●錯乱
●喘鳴（ぜんめい）	●転倒
●水泡音	●食事量低下
●ラ音	●日常生活動作（ADL）低下
●低酸素	●体重減少
●湿性痰	●不活発

誤嚥性肺炎の兆候と臨床症状

高齢者肺炎の特徴として、高齢者では肺炎の症状が潜在性であったり欠如したりすることがあるので、疑わしい場合は早めに胸部画像検査を行うことが重要です。とくに発熱、呼吸数増加、頻脈などを見逃さないようにします。食欲減退、不活発、会話の欠如などが現われた場合にも肺炎を疑います。つまり、呼吸器以外の症状しか前面に出ていない場合が多いことに留意する必要があります（**表2**）。

肺炎は、発熱、咳、痰、胸痛、呼吸困難などの症状から疑います。胸部X線検査と同時に血液検査も実施し、検査結果を総合して診断します。また、日本呼吸器学会が定めたA-DROPなどによる重症度の判定と起炎菌の検索も行います。ただし、誤嚥性肺炎の明確な診断基準は確立されておらず、嚥下障害ならびに誤嚥が証明された（あるいは強く疑われた）症例に生じた肺炎を誤嚥性肺炎と呼んでいるのが現状です。

誤嚥性肺炎の起炎菌の多くは、口腔レンサ球菌をはじめとする口腔内常在菌です。したがって、誤嚥性肺炎は通常の肺炎などにみられる外因性感染症ではなく、bacterial（バクテリアル） translocation（トランスロケーション）による内因性感染症です。これらの口腔内常在菌は、喀痰（かくたん）培養の検査結果ではノーマルフローラとして報告され、しばしば同定されないことがあるので注意が必要です。

治療と予防

誤嚥性肺炎の重症度の判定は、治療を外来または入院で行うか、抗菌薬を点滴または経口薬で行うかを判断するための指標となります。抗菌薬治療と同時に、宿主防御能への対策、とりわけ嚥下障害・誤嚥への対策を行うのが重要です。多くの場合、抗菌薬を用いると初回は速やかに改善しますが、嚥下障害などの生態防御機能の低下した状態を放置すると、誤嚥性肺炎をくり返すことになってしまいます。誤嚥性肺炎をくり返すと消耗が激しくなり、耐性菌なども増加して難治性となっていきます。誤嚥性肺炎自体が予後不良因子であり、耐性菌に対する適正な抗菌薬治療がかならずしも予後を改善するとは限らないことが報告されています。誤嚥性肺炎は、非誤嚥性肺炎に比して入院時死亡や30日死亡のリスクが高いことがメタ解析の結果で明らかとなっています[4)]。

誤嚥性肺炎においては、治療もさることながら予防に重点をおくことが肝要です。その予防の主眼は生体防御機構の活性化による誤嚥予防です。P物質を増加させて嚥下反射・咳反射を正常化することが要求されます。さらに、口腔ケアや腸管蠕動運動の改善、栄養状態、日常生活動作（activities of daily living；ADL）の向上、ワクチンなどの総合戦略が重要です[3)]。

引用・参考文献

1）日本呼吸器学会編．成人肺炎診療ガイドライン2017．東京，日本呼吸器学会，2017，175p.
2）Yamaya, M. et al. Interventions to prevent pneumonia among older adults. J. Am. Geriatr. Soc. 49（1）, 2001, 85-90.
3）日本呼吸器学会編．医療・介護関連肺炎（NHCAP）診療ガイドライン．東京，メディカルレビュー社，2011，39p.
4）Komiya, K. et al. Prognostic implications of aspiration pneumonia in patients with community acquired pneumonia: A systematic review with meta-analysis. Sci. Rep. 6, 2016, 38097.

MEMO

第 2 章

摂食嚥下障害の評価・リハビリテーション・ケア

摂食嚥下障害のリハビリテーションとケアにチームでかかわる重要性

東邦大学医療センター大森病院栄養治療センター副部長・嚥下障害対策チーム／
東邦大学医学部口腔外科学准教授
関谷秀樹（せきや・ひでき）

チーム医療とは

「チーム医療」とは、何のためにあるのでしょうか？ ただ専門職が集合しただけではチーム医療とはいえません。「チーム医療」とは、①１つの職種が単独で業務を行うより、多彩な意見や方策が生まれる、②働き方改革的な側面からのワークシェアリング、ということでしょうか？

じつは「チーム医療」は、医療安全管理そのものなのです。たとえば、摂食嚥下障害は誤嚥性肺炎や窒息事故など、偶発症をひき起こす原因となるため、それをマネジメントすることが安全につながります。主治医が専門性の高い医療に集中して携わるために、ほかに気にすべきことをチーム医療によってカバーするという意識でチーム編成をイメージできれば、おのずとチーム医療は発展していきます。「来てくれてありがとう」「呼んでくれてありがとう」という相互の気持ちが大切です。本稿では、当院の嚥下障害対策チーム（嚥下チーム）が本当の意味で「チーム」となっていく過程を例に、チーム医療の重要性について述べます。

嚥下チーム立ち上げへの障壁[1)]

筆者が過去に嚥下チームを立ち上げた病院での、チーム立ち上げを遅らせた要因としてあげられるのは、「長く行われてきた慣習を変えないようにがんばられてしまう場合」と「採算がとれるか不明な部署に人的資源を割けない」の２点です。

前者は多くの病院に散見される現象です。当院の例をあげると、気管切開を施された患者の嚥下リハビリテーション（リハ）を行う際の慣習として、カフ（分泌物を気道に侵入させないようにするカニューレの周りについた風船）の圧を通常圧より上昇させて、より緊密にしてから間接訓練や直接訓練を行うことがなかなか変えられませんでした（圧を上げてしまうと喉頭挙上やカフ接触部位に影響をおよぼすのでリハ時は推奨しない）。しかし、その慣習

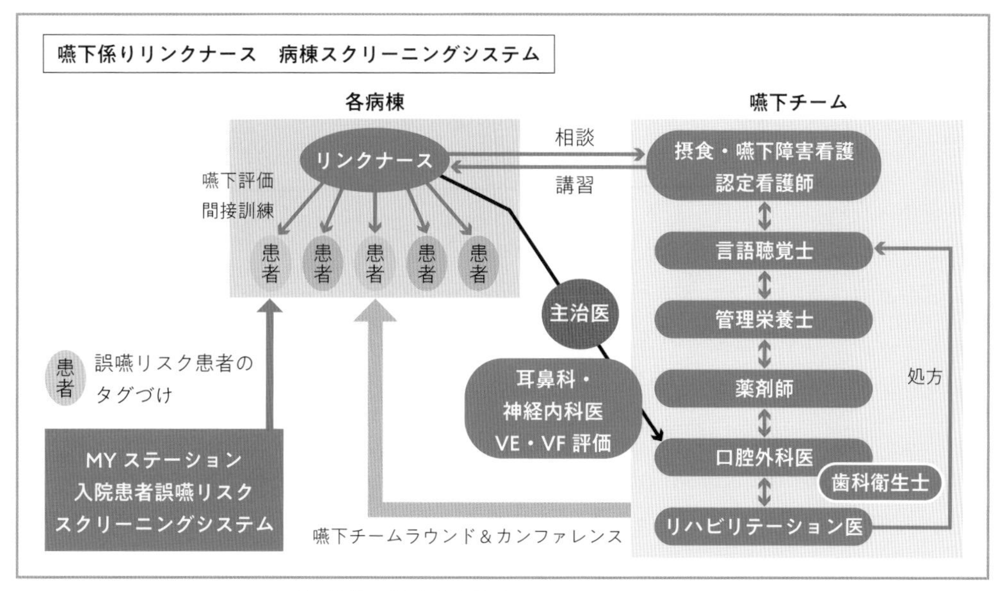

図 当院の誤嚥窒息予防システム（文献2を改変）

が看護部の参画によって一気に変更できたという実績があります。後者はいまだに解決がむずかしい問題点ですが、診療報酬と算定実績をきちんと「見える化」し、対人件費率を加味して専任雇用または異動を検討してもらってはいかがでしょうか。

東邦大学医療センター大森病院の嚥下障害対策チームの例 [1]

当院嚥下チームへの各診療科の参画を例に、チーム編成についてみていきましょう。2005年8月、鷲澤尚宏NSTチェアマン（当時）と栄養部の森本上席室長（管理栄養士、当院嚥下チームの父）が申し合わせて、嚥下チームに参画する可能性のある診療科の代表や関係者を集めたときに、嚥下チームが誕生しました。

高齢社会を背景に、嚥下チームへの依頼患者はどんどん増加していきました。口腔外科、脳神経内科、栄養部で開始した嚥下チームは、看護部の積極的な参画（病棟リンクナースの配置、摂食・嚥下看護認定看護師の育成・着任）を経て、**図**[2]のような、病棟リンクナースのスクリーニングに基づく、嚥下チーム窓口への受診というシステム化が成立しました。その後、リハビリテーション科、耳鼻咽喉科、小児科が参画していきます。2014年、海老原覚教授（現東北大学）の着任で、リハビリテーション科が本格参画となりました。海老原教授着任前の2013年は、言語聴覚士が嚥下障害に初診からかかわる比率はたった9%でしたが、着任後の2018年には78%まで増加しました。その結果、言語聴覚士は3名に増員され、1名は嚥下専任として業務が回っています。そもそも、看護部参画による嚥下リハのリンクナースシステムが生まれたきっかけは、言語聴覚士の人員不足からでした。口腔ケアのチェックや嚥下評価、間接訓練の一部を、リンクナースの管理のもと担当看護師が行っていくのは業務負担が大きいです。しかし、看護部には「嚥下管理の看護文化定着は東邦大学医療センター大森病院の利点」と位置づけてもらい、協力を得たのです。現在は、間接訓練やシビアな直接訓練を言語聴覚士が担当することで負担軽減・効果増大となっています。

耳鼻咽喉科は2017年より嚥下チームへ本格的に参画しました。耳鼻咽喉科初診医師の内視鏡診察の後、リハや多職種での診察が必要な患者は耳鼻科嚥下専門外来に移されます。そこで摂食・嚥下看護認定看護師がケースを把握し、耳鼻科医師の判断で木曜全体カンファレンスに送られます。とくに口腔ケア、舌接触補助床（palatal augmentation prosthesis；PAP）や軟口蓋挙上装置（palatal lift prosthesis；PLP）などの鼻咽腔補綴といった嚥下補助口腔装置、義歯などが絡む内容や、多職種で考える長期戦見込みの患者は、口腔外科の窓口をとおしてから全体カンファレンスをします。逆に、口腔外科の窓口を通って依頼された患者でも、咽喉頭の問題や嗄声の評価が必要な患者や脳血管障害以外の嚥下造影検査（videofluoroscopic examination of swallowing；VF）に関しては、翌週の耳鼻科専門外来に送る良好な関係を築いています（**54ページ図1**）[3]。

参加する診療科・職種は多く！[1]

参加する診療科は多ければ多いほどよいのです。経口摂取がむずかしいケースほど、一人で抱えてしまうか、1回の嚥下内視鏡検査（videoendoscopic evaluation of swallowing；VE）評価で「食べられない」と判断して終了してしまうことが多いです。しかし、こういった患者ほど多診療科・多職種がみることで回復することがあります。

他科医師がVE評価をして、兵頭スコアが8点であり嚥下がむずかしいと判断された患者が、看護師より「せめて口腔ケアを」と口腔外科へ依頼されたことがあります。しかし、口腔外科で評価したところ、ひどい口腔乾燥が原因で嚥下しにくくなっていることがわかり、歯科衛生士による徹底した保湿（口腔咽頭）ケアで経口摂取できたというケースがあります。

引用・参考文献

1）関谷秀樹ほか．摂食嚥下支援加算のための摂食嚥下チームのつくり方：東邦大学大森病院・嚥下チームは，なぜ仲よしか？ ニュートリションケア．14（12），2021，1174-9.

2）関谷秀樹ほか．摂食嚥下支援加算のための摂食嚥下チームのつくり方：嚥下チームのつくり方とこれからの課題．ニュートリションケア．15（3），2022，266-71.

3）山崎香代ほか．摂食嚥下支援加算のための摂食嚥下チームのつくり方：看護師がつなぐ，嚥下障害対策の各科連携．ニュートリションケア．14（10），2021，976-81.

管理栄養士が摂食嚥下チームで果たす役割

東邦大学医療センター大森病院栄養部
中村芽以子（なかむら・めいこ）

嚥下チームにおける「管理栄養士」の役割

当院では、2005年の嚥下障害対策チーム（嚥下チーム）の立ち上げ当初から管理栄養士も活動に参加し、毎週の回診とカンファレンスをとおして他職種との連携を深めています。立ち上げの当時は、摂食嚥下障害患者用に調整した食事の設定はなく、常食や軟菜食などに「きざみ」「パン禁止」「とろみ付与」といった個別調整の指示を追加して、患者個々に合わせて食事を提供している状況でした。そのため「嚥下調整食」の作製は重要であり、嚥下チームに参画し他職種の視点を共有することで、管理栄養士も臨床的な理解を深めることができ、段階的に嚥下訓練食をつくることにつながりました。

嚥下機能の改善に向けた効果的な直接訓練を行うためにも、管理栄養士は「日本摂食嚥下リハビリテーション学会嚥下調整食分類2021」（学会分類2021）[1]を理解して、実際の調理に落とし込む必要があります。嚥下チームが望む各病院に合った「嚥下調整食」を作製することが、嚥下チームの管理栄養士のスタート業務です。

嚥下チームの回診（カンファレンス）への参加は必須

当院では、嚥下回診の前に、嚥下チームのメンバーが集まりカンファレンスを行います。対象者の介入依頼の内容、既往歴や家族歴などの患者背景、嚥下内視鏡検査（videoendoscopic evaluation of swallowing；VE）や嚥下造影検査（videofluoroscopic examination of swallowing；VF）の評価結果、口腔内の状態、リハビリテーションの進捗状況などを報告し合い、情報を共有します。管理栄養士からは、現在の栄養投与ルートや投与栄養量、食事摂取状況、必要栄養量に対する過不足などの栄養に関する報告を行います。

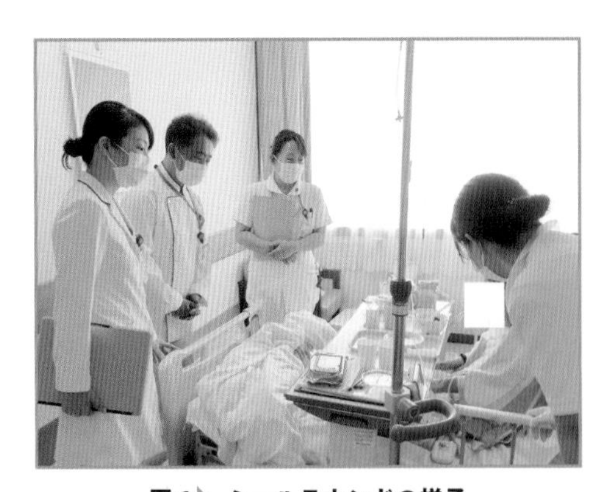

図1 ミールラウンドの様子

看護師、言語聴覚士、管理栄養士と調理担当者（調理師）が一緒にラウンドする。

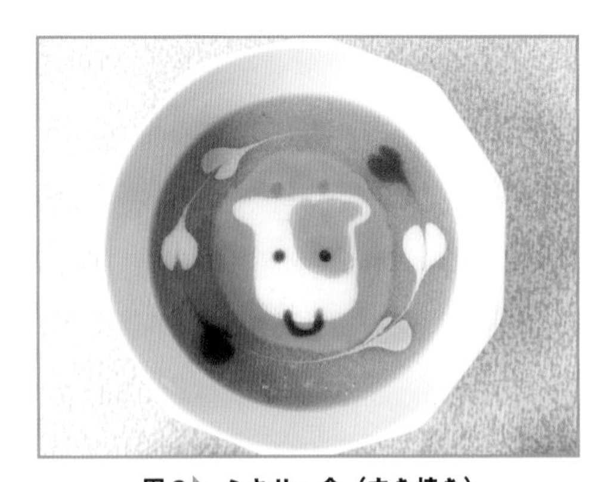

図2 ミキサー食（すき焼き）

使われている食材のイメージイラストを描き、患者が視覚的に楽しめるようにしている。

ミールラウンド（食事時の観察）は、楽しく！

ミールラウンドでとくに連携を行う必要があるのは、主治医（担当医）と言語聴覚士と担当看護師です。現場での出来事（むせた、発熱した、食べていないなど）を聴取することで、嚥下チームのカンファレンスの方針にもつながります。

当院の管理栄養士は病棟担当制です。そのため、言語聴覚士から「今日の粥はいつもよりサラサラしていた」など、直接訓練時の状況を教えてもらうことがあります。同じ条件で計量して調理をしても、できあがりがかならずしも一定とならないところに料理のむずかしさがあります。しかし、物性のばらつきは誤嚥窒息リスクにつながるため妥協はできません。厨房で嚥下調整食が完成したときから対象者が摂食するタイミングまでの経時的変化をミールラウンドで確認することは、安全な嚥下調整食の提供につながります。時間を合わせて言語聴覚士とミールラウンドを行ったり、調理担当者と摂食時の観察を行うことで食事づくりに対する安全性への意識を高めています（**図1**）。

また、ミキサー形態の食事は数種類の食材をまとめて攪拌（かくはん）するため、どのような食材が使われているかわかりづらく、色も単一なため、食欲への影響が懸念されます。当院では調理担当者が摂食状況を観察することで盛りつけの工夫（**図2**）につながりました。これは患者にとっては料理の蓋を開ける楽しみとなります。安定した嚥下調整食の作製はもちろんですが、調理担当者と連携し、楽しく食べられる食事を提供する環境をととのえることも、管理栄養士には必要な仕事だと考えます。

食事内容の調整

食事の内容を電子カルテに登録する際、患者の摂取栄養量を充足させるために嗜好品や主食量の調整、種類の異なる栄養補助食品を組み合わせて提供するといった個別対応を行うことがあります。個別性が高まるほど複雑な食事オーダーが必要になるため、回診後に食事内容の変更が計画された患者については、適切に食事オーダーが登録されているかを確認することが重要です。

回診では嚥下機能評価のほか、食上げのタイミングなどについて患者担当の医師や看護師らとカンファレンスを行うことがあります。なかには急に退院が決まり、それを見据えて段階的に食形態を上げる計画がなされることもあります。しかし、病院の食事オーダーにはかならず締め切り時間があります。当院では、食形態を下げる場合は、締め切り時間後でも変更に対応していますが、上げる場合は原則断っています。なぜなら、食形態を急に無理に上げると、窒息事故につながるおそれがあるからです。

栄養指導

患者が自宅に退院する場合は栄養食事指導を行いますが、回診やカンファレンスで得られた情報を指導担当者と共有します。栄養食事指導では、嚥下調整食を作製するときの調理工夫や使用食材、市販の介護食の紹介など、食べるうえで必要な情報を伝えています。そこでさらに患者の生活上の課題を把握した栄養食事指導を行うことは、在宅での生活を見据えた具体的な指導につながります。たとえば、独居で食事をつくる人がいない場合に、病院で安全な形態を指導しても、それが実現不可能では再入院となりかねません。当院の嚥下チームのスローガンは「不必要な食止めをなくし、誤嚥・窒息事故を防止する」です。これは入院中の患者だけでなく、在宅の場合でもあてはまると考えます。

多職種連携・地域連携のポイント

院内ネットワークを利用することで、院内の誰もが「嚥下調整食」の内容を視覚的に閲覧できるようになっています。施設によって食事の名称や内容が異なるため[2)]、とくに他施設から異動してきた院内スタッフへの教育的な側面があります。当院での食事内容の理解不足から生じる誤嚥・窒息事故を防ぐことは、嚥下チームの管理栄養士の立場としてはもちろんですが、栄養部門の取り組みとしても重要であると考えます。

嚥下訓練食・調整食について、患者から「味がおいしくない」「ドロドロしてすぐにお腹がいっぱいになる」などの訴えを聞くことがあります。しかし、他職種には味や食感のイメージがしづらいと考えています。新しく参加したスタッフには栄養部門に来てもらい、嚥下調整食の試食を兼ねた勉強会を行っています。勉強会をセッティングすることも管理栄養士の役割です。

患者が入院する前の状況を、他院や他施設のスタッフに確認すると「入院前は普通の食事を食べていた」「食事は常食を提供していた」などの情報を得ることがあります。しかし「どこで、誰が、どのような対象者に向けてつくった食事か」によって、同じ名称で呼んでいてもできあがりの料理のかたさや使用食材、調理方法などが異なる場合があります。管理栄養士にしかできない、食形態の分析（いわゆる解読のような）を最大限に地域連携にいかせればと考えています。「患者と食事」と「多職種と病院食」をつなぐ役割を今後も担っていきたいと思います。

引用・参考文献

1) 日本摂食嚥下リハビリテーション学会嚥下調整食委員会．日本摂食嚥下リハビリテーション学会嚥下調整食分類2021．日本摂食嚥下リハビリテーション学会誌．25（2），2021，135-49.
2) 井上佐知子ほか．品川大田医療福祉栄養士の会の取り組み．外科と代謝・栄養．48（2），2014，87p.

看護師が摂食嚥下チームで果たす役割

東邦大学医療センター大森病院看護部／摂食・嚥下障害看護認定看護師
山崎香代（やまさき・かよ）

当院での認定看護師の役割

日本看護協会の認定資格制度の一つである、摂食・嚥下障害看護認定看護師（新たな認定看護分野一覧では摂食嚥下障害看護認定看護師）に期待される能力の一つに「医師、歯科医師、言語聴覚士、歯科衛生士、理学療法士、作業療法士、栄養士などの他の専門職と積極的に協働し、チーム医療として摂食嚥下リハビリテーションを推進するための役割を果たすことができる」[1]があります。まさにこの役割を果たすことにより、現在の当院の嚥下障害対策チーム（嚥下チーム）では、口腔外科、耳鼻咽喉科、リハビリテーション科、脳神経内科、小児科、薬剤師、言語聴覚士、歯科衛生士、管理栄養士といった摂食嚥下に関連する主要な専門職種がすべて集まることが可能になりました。認定看護師が多職種間の架け橋となることで、嚥下チームのレベルも向上し、質の高い嚥下ケアを提供することが可能になります。

架け橋となる職種は、チームのメンバーの誰でもよいのです。**図1**[2]は、当院の嚥下チーム担当窓口と、検査、回診、カンファレンスの概略です。一つの参考例としてみてください。すべての診療科の検査や回診に同行するのは、看護師、薬剤師、言語聴覚士、管理栄養士の誰でも構いません。すべての情報をつなぐことができれば、複数の職種でもよいのです。たまたま当院では「認定看護師」がその役割を担っており、どの施設でも、**図1**[2]の赤枠のなかの職種を入れ替えて編成すればよく、そのなかで週に1回だけ全職種が集合できればよいのです。

看護師は「つなぐ」役割を果たす

当院で看護師が「つなぐ」役割を果たすまで

高度急性期病院である当院において、嚥下チームは「不必要な食止めの回避と誤嚥・窒息

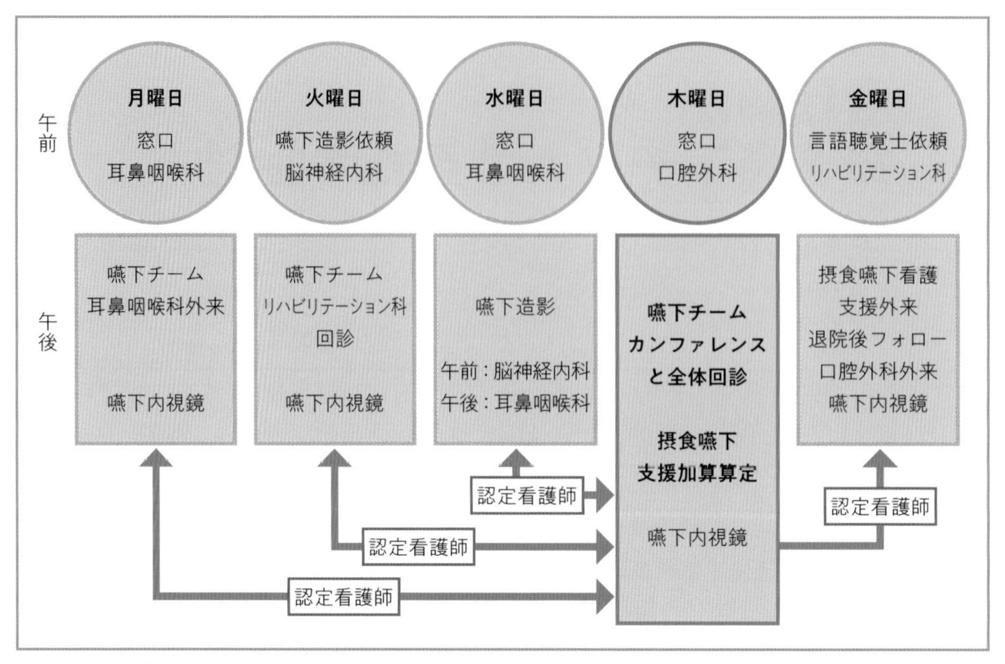

図1 当院の嚥下チーム担当窓口と、検査・回診・カンファレンスの概略（文献2より）

2005年に、木曜日の検査・回診・カンファレンスからはじまった。

事故の予防」をスローガンに、2005年より活動を行っています。2011年には看護部の協力を得て、各病棟に「嚥下係（＝嚥下リンクナース）」を配置しました。嚥下リンクナースは、病棟内の嚥下障害患者を把握して担当看護師に適切な嚥下評価を促し、嚥下チームと連携して摂食機能療法を指導・実施する役割を担っています。また、2012年からは摂食・嚥下障害看護認定看護師を嚥下チームに配置して病棟との連携を強化し、看護の力を最大限にいかしたチーム医療を展開しています。このような経緯で、当院では看護師が「つなぐ」役割を果たしています。その結果、看護師のなかで嚥下障害に対する評価意識、口腔ケアの意識、窒息防止など安全な食への意識などの向上がみられるようになりました。こうした意識の定着が医療安全などと同様に当院の「文化」として根づいてきたのではないかと思っています。

嚥下チームに必要な役割

嚥下チームが「チーム」にならない施設の原因の多くは、この「つなぐ」役割の職種の不在です。一言で「つなぐ」といっても、簡単ではありません。**図1**[2)]に示した各場面や部署すべてに存在することはとてもむずかしく（筆者も、さまざまな部署に協力を依頼するなどの努力をしました）、存在したとしてもその情報をすべて把握して各職種に伝達するというコンサルテーション力が求められます。もちろん嚥下障害の知識も必要で、摂食嚥下リハビリテーション学会認定士レベルの知識は最低限必要となるでしょう。

もう一つの問題は、「つないだ結果」をコーディネートするコーディネーターが必要だということです。具体的には、経口摂取の可否や食形態の最終的な判断、嚥下リハビリテーションの内容や方向性を判断する役割が大切になってきます。本来なら医師か歯科医師が適任ですが、「つなぐ」職種がコーディネートをしても構いません。ただ、経口摂取させるべきか否かという問題を問われたときに、安全・安心だけではなく、思い切った判断をしなければならないこともあり、確実な臨床力が問われます。医師・歯科医師以外がコーディネーターの場合は、相談できる強力な医師・歯科医師をサポート役につけておくことが大切です。

「つなぐ」役割の仕事

つなげていく内容は、FOIS（functional oral intake scale）で評価した現時点での食形態と病棟での嚥下評価の結果、嚥下内視鏡検査（videoendoscopic evaluation of swallowing；VE）や嚥下造影検査（videofluoroscopic examination of swallowing；VF）の結果、主科主治医の経口摂取に対する方針（無理に経口摂取をさせないようにするのか、なるべく経口摂取をさせたいのかなど）、退院後の療養先の方向性などです。当院では、嚥下リンクナースと「つなぐ」認定看護師が密に連携を図り、嚥下評価結果、病棟の摂食嚥下障害のある患者の把握、とろみ付与方法、食形態などを確認しています。口腔ケアのチェックや嚥下評価、間接訓練の一部を、リンクナースの管理のもと担当看護師が行うことはたいへんですが、看護部には「嚥下管理の看護文化の定着は東邦大学大森病院の利点」と位置づけられています。現在は、間接訓練を増員された言語聴覚士が担当することで、双方の負担が軽減し、効果の増大につながっていると考えます。しかし、以前と比べて看護師の嚥下管理意識がややうすれたかな……という印象もあります。

当院の入院予約センターであるMYステーションシステムのスクリーニングシステムは、入院時に**表**[2]のような既往歴のある患者を抽出して、病棟入院時に「嚥下評価」（**図2**）[2]のシステムフローを行うようにフラグをつけています。このシステムを導入して以来、徐々に入院中の窒息事故は減少していきました。現在は、電子カルテからスクリーニングにかかった患者が、病棟できちんと嚥下評価がされているかどうかをチェックするシステムもできています。しかし、後述しますが、これを操作する認定看護師が不在です。

高齢社会を背景に、嚥下チームへの依頼患者はどんどん増加していくことが予測されます。口腔外科、脳神経内科、栄養部で活動を開始した嚥下チームは、看護部の積極的な参画（リンクナースの配置、認定看護師の育成・着任）を経て、現在はリハビリテーション科、耳鼻咽喉科、小児科が参画しています。「摂食嚥下障害」に対してともに同じ目標へ歩む医師を

表 嚥下評価の対象となる患者（嚥下スクリーニング）（文献2より）

□ 入院前に嚥下機能低下に伴い、食事内容を全粥やきざみ食などに変更して摂取している
□ 食事時のむせ込みや、嚥下後の湿性嗄声がある
□ 1ヵ月以内に誤嚥性肺炎を疑うエピソードがある
□ 14日以上の食止めおよび、75歳以上で1週間以上の食止め患者
□ 5年以内に陳旧性ないし急性の脳血管障害がある
→筋萎縮性側索硬化症（amyotrophic lateral sclerosis；ALS）、脊髄小脳変性症、パーキンソン症候群、筋ジストロフィー、重症筋無力症、ギラン・バレー症候群
□ 認知症・精神発達遅滞・発育障害がある
□ 胃食道逆流症がある
□ 5年以内の口腔咽頭、縦隔腫瘍およびその術後患者（反回神経麻痺を含む）
□ 気管切開、経鼻経管栄養を行っている

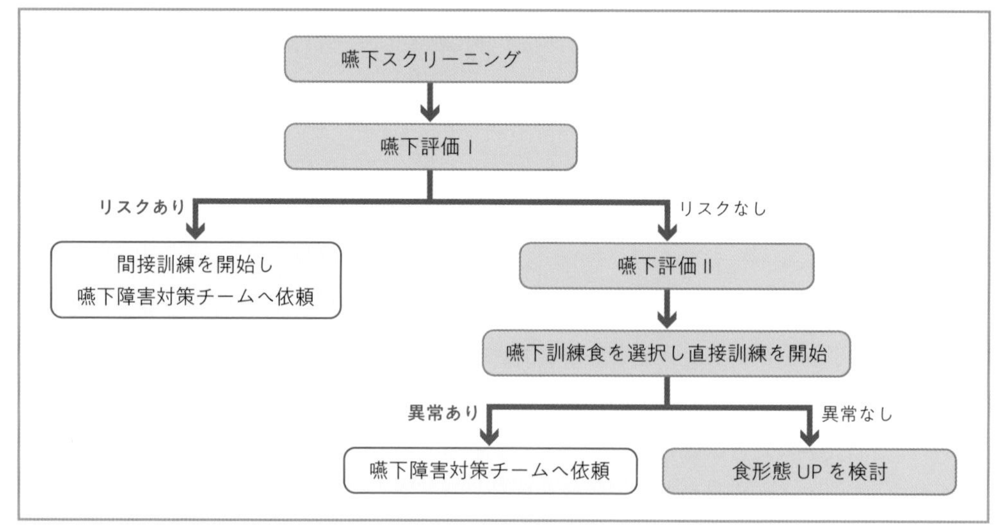

図2 嚥下障害対策フローチャート（文献2より）

引き込み仲間にするという「各科の医師をつなげる」ことも、認定看護師の役割だと思っています。

これからの問題と未来

多くの施設と同様に、当院でも摂食嚥下障害看護認定看護師をめざす看護師はなかなか輩出されません。摂食嚥下看護の業務整理と専門性の重視を行い、嚥下チームの専従をめざすことが「認定看護師になりたい」という看護師のモチベーションにつながると思います。

また、摂食嚥下支援加算算定の研修を受けた看護師を、摂食嚥下リハビリテーション学会の認定士資格を有する看護師にまで拡大すれば、チームづくりがすすんでいくのではないかと思います。

引用・参考文献

1) 公益社団法人日本看護協会．認定看護師教育基準カリキュラム（特定行為研修を組み込んでいない教育課程：A 課程教育機関）．（https://nintei.nurse.or.jp/nursing/wp-content/uploads/2022/03/15_sesshokuengeshougaikango_A_20220330.pdf，2022 年 7 月閲覧）．
2) 山崎香代ほか．摂食嚥下支援加算のための摂食嚥下チームのつくり方：看護師がつなぐ，嚥下障害対策の各科連携．ニュートリションケア．14（10），2021，976-81.

薬剤師が摂食嚥下チームで果たす役割

東邦大学医療センター大森病院薬剤部
石井杏奈（いしい・あんな）

薬剤師の業務は大きく２つ

薬剤師が嚥下チームで行う業務は、大きく分けて２つあると考えています。１つ目は、嚥下障害をひき起こす副作用をもつ薬剤や嚥下を改善するとされる薬剤の処方を指摘・提案する役割です。そして２つ目は、抗てんかん薬や睡眠薬、抗不安薬、抗精神病薬の意識レベルへの影響を予測し、その使用歴や内容の変更歴の情報を提供・共有することです（**表**）[1)]。

そのほかにも、嚥下内視鏡検査（videoendoscopic evaluation of swallowing；VE）実施時における抗血小板薬や抗凝固薬の指摘と注意喚起があります。

嚥下回診時の薬剤師の役割

嚥下回診では服薬時の口腔咽頭残留の有無についてチェックしています[2)]。筆者は、残留におけるリスク因子分析と判定基準の作成が必要ではないかと考えており、さまざまな研究に参加しています。

金原らの症例検討では、嚥下チーム介入患者51名（年齢の中央値82歳）のうち42名(82％)が、嚥下機能を低下させる可能性のある薬剤を使用していたと報告しています[3)]。筆者は、嚥下チーム回診時に口腔咽頭残留をチェックし、予測した薬剤による口腔乾燥や浮腫などの副作用がないかや、睡眠薬、抗不安薬や抗精神病薬による意識レベルへの影響を観察しています。

また、服用している錠剤のサイズや剤形にも注意を払っています。回診時、嚥下機能の低下が認められる患者には、新規薬剤の開始や剤形の変更に備えて病棟薬剤師と情報共有を行っています。

表 摂食嚥下チームにおける薬剤師の役割（文献1より）

<table>
<tr><td>
1. 嚥下障害をひき起こす副作用をもつ薬剤や嚥下を改善する薬剤の処方を指摘・提案する
2. 抗てんかん薬や睡眠薬、抗不安薬、抗精神病薬の意識レベルへの影響を予測し、その投薬や変更を指摘する

そのほか
● 嚥下内視鏡検査（VE）実施時における抗血小板薬や抗凝固薬の指摘と注意喚起
● 嚥下回診時：予測した薬剤による口腔乾燥や浮腫などの副作用がないか、睡眠薬、抗不安薬や抗精神病薬による意識レベルへの影響を観察。認知症への服薬支援の検討、簡易懸濁とろみ法の適応などの検討
</td></tr>
</table>

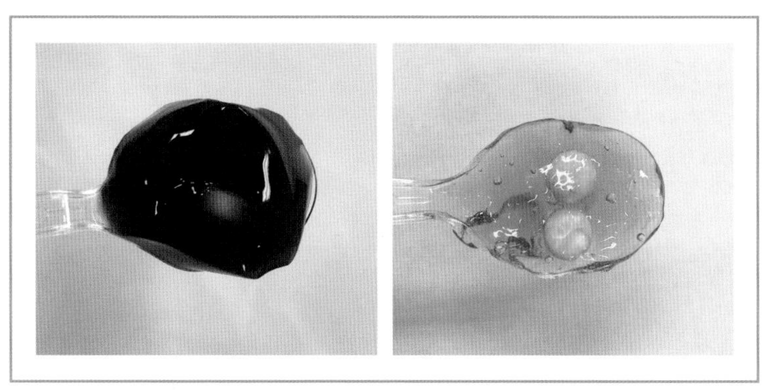

図1 ゼリー（左）やとろみ（右）で薬剤を包む

認知症患者への服薬支援

認知症患者への服薬支援時は、まず、認知機能の低下による影響（口を開けない、薬を吐き出す、薬をかむ）と嚥下障害による影響（口腔内残薬、嚥下不能、咽頭残留、水分誤嚥）を識別します。そして、ゼリーやとろみなどで薬剤を包むような服薬（**図1**）、嚥下方法（うなずき嚥下、左右向き嚥下など）をすすめます。

簡易懸濁とろみ法

服薬支援の一つに簡易懸濁とろみ法があります。55℃の温水などにカプセルや錠剤などを溶解させた（簡易懸濁法）後、嚥下障害の状態に応じた程度のとろみをとろみ調整食品で付与して嚥下させる方法です（**図2**）。錠剤を粉砕して、とろみ水で嚥下させる場合がありますが、散剤分包紙に薬剤が付着してロスが出たり、とろみと混ざらなかったりすることがあり

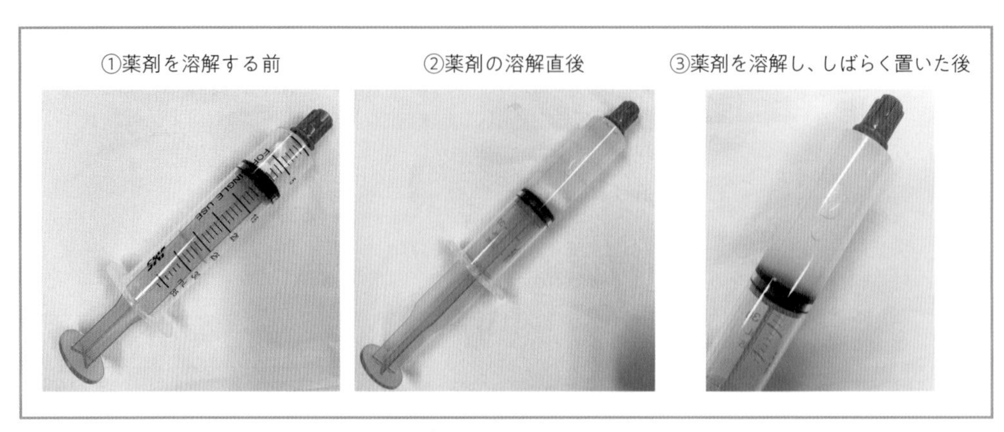

図2 簡易懸濁とろみ法

ます。簡易懸濁とろみ法は、これらのデメリットを軽減できる方法の一つと考えられます。

＊　＊　＊

令和2（2020）年度の摂食嚥下支援加算では、薬剤師が摂食嚥下チームのメンバーに必須でしたが、令和4（2022）年度の改定では外れてしまいました。しかし、今後も薬剤師の専門性をいかしながら嚥下チームの一員として活動していければと考えています。

引用・参考文献

1) 平澤数馬ほか．摂食嚥下支援加算のための摂食嚥下チームのつくり方：NST との理想的な連携と薬剤師が摂食嚥下チームに必要な理由とは？ ニュートリションケア．15（1），2022，82-7.
2) Nativ-Zeltzer, N. et al. Validation of the PILL-5 : A 5-Item Patient Reported Outcome Measure for Pill Dysphagia. Front. Surg. 6（43）, 2019, doi : 10.3389/fsurg.2019.00043.
3) 金原寛子ほか．嚥下サポートチームにおける薬剤師の役割．日本摂食嚥下リハビリテーション学会雑誌．24（2），2020，184-93.

理学療法士・作業療法士・言語聴覚士が摂食嚥下チームで果たす役割

立命館大学総合科学技術研究機構／
医療経済評価・意志決定支援ユニット（CHEERS）助教
堺琴美（さかい・ことみ）

はじめに

摂食嚥下を支援するゴールは、「楽しく、おいしく、十分な栄養をなるべく安全に食べられるようにする」ことです。これを実現するためには多職種で評価を行い、問題点にアプローチする必要があります。ここでは、リハビリテーション（リハ）の職種である理学療法士、作業療法士、言語聴覚士が摂食嚥下チームでどのようにかかわることができるのかを説明します。

理学療法士の役割

理学療法士（physical therapist；PT）は、歩くなどの基本的な日常動作を支援する職種です。摂食嚥下リハにおいては、おもに①基礎体力、②身体機能、③姿勢、④呼吸機能に貢献することができます。

基礎体力

食べるためには体力が必要です。体力がなければ食事中に疲労し、食思がなくなります。疲労は嚥下機能にも悪影響を与えます。疲労で呼吸が乱れると、嚥下のタイミングがとれず肺に食物が入ってしまう可能性が高くなります。とくに水分は咽頭での通過速度が速いので、呼吸が速い状態だと誤嚥しやすい傾向があります。動作への介入を通じて基礎体力を向上させることは、食欲や嚥下機能に欠かせません。

身体機能

身体機能と嚥下機能には関連があります。近年、サルコペニアやフレイルという概念が注目されていますが、全身の身体機能が低下すると、同時に嚥下機能も低下している可能性があります。嚥下にかかわる筋は首がメインですが、首の筋肉は独立して存在しているわけではなく、そのほかの体の部分とつながっています。身体機能を向上させることは、同時に嚥下機能の向上にも貢献する可能性があります。

姿勢

嚥下機能が低下している人にとって、どのような姿勢で食べるかは重要です。嚥下機能にまったく問題がない人であれば、姿勢を崩した状態で食べても状況に合わせて嚥下をコントロールできるため、誤嚥しないかもしれません。ところが、嚥下機能が低下している場合は、うまくコントロールできない可能性が高いです。首や体幹の筋の状態を評価して、理想的な食事姿勢になるように、環境調整や改善のための介入を行います。

呼吸機能

呼吸機能が大事な理由の一つは、誤嚥した場合に喀出（かくしゅつ）できる呼気力が必要であるためです。嚥下障害のある人は、むせと共存していることになります。呼吸機能が低下していると、むせたときにしっかりと喀出できず、誤嚥性肺炎の発症や窒息の可能性が高くなります。また、一度むせるとなかなか止まらず苦しくなり、むせで体力を消耗することで摂取量の低下にもつながります。痰が存在しているときには、胸郭へアプローチすることで痰の減少と酸素化の向上に貢献できます。このような呼吸機能の問題に対しては「呼吸理学療法」という分野が確立されており、呼吸機能に対する役割は大きいです。

作業療法士の役割

作業療法士（occupational therapist；OT）は、日常生活にかかわるすべての活動である「作業」を通じてアプローチする職種です。摂食嚥下においては、おもに①食事動作、②姿勢、③食事環境、④生活全般に貢献することができます。

食事動作

上肢を使用する作業をうまく行えるように支援することにおいて、OT は一つの専門性があります。嚥下障害のある人は上肢の機能に問題があることが多いのですが、嚥下機能をうまくはたらかせるには上肢の動きが重要です。たとえば、腕がうまく上がらない場合は姿勢を前傾させ、口をテーブルに近づけるようにして摂取することがあります。そうなると姿勢に負担がかかり、嚥下にかかわる筋がうまくはたらかなくなる可能性があります。また、腕を努力して上げるため体幹が後方や左右に傾くことがあり、嚥下機能に悪影響を与える場合もあります。腕や手の不自由が疲労につながり、食思低下の原因にもなりえます。そのため、食事動作を評価し、問題がある場合は、うまく楽に食事動作が行えるようにテーブルや自助具を検討します。

姿勢

PTと共通する部分が多いですが、OTは上肢や体幹の機能に専門性があり、うまく坐位を保持できるように支援します。坐位の保持が困難な場合には、特別ないすやテーブル、クッションの使用を提案するなど、さまざまな方法でアプローチします。

食事環境

認知症や高次脳機能障害により注意機能に問題がある場合には、食事を摂取する環境を考慮することが大事です。たとえば、人が多い環境で摂取すると食事を認識することが困難になり、嚥下までに時間がかかるため誤嚥につながります。さらに、食事摂取に時間がかかることで摂取量の低下にもつながります。精神や高次脳機能にどのような問題を抱えているかを評価して、その人個人に合った食事環境を提案することができます。

生活全般

日常生活におけるすべての活動を支援の対象にしているため、生活リズムなどにもアプローチします。嚥下障害のある人は睡眠と活動の生活リズムが崩れており、食事中に眠くなって嚥下機能や食事摂取量が低下することがあります。生活パターンを評価し、どの時間にどのような活動をすると生活パターンが安定するのかを、アプローチしながら検証します。また、「食事の摂取前にこのような活動を行うと食事中の覚醒がよくなる傾向がある」などの具体的な提案もできます。

言語聴覚士の役割

言語聴覚士（speech-language-hearing therapist；ST）は、摂食嚥下リハとして専門性が確立されている職種です。おもに①評価、②間接訓練、③直接訓練、④環境調整を行います。

評価

STは嚥下機能障害のスクリーニングを得意とします。一般的に使用される水飲みテストだけでなく、嚥下や呼吸の音を聴診器で聴取する頸部聴診を行うことで、異常を検出します。頸部聴診はSTが日常的に使用している評価方法です。スクリーニングに加えて、嚥下造影検査（videofluoroscopic examination of swallowing；VF）や嚥下内視鏡検査（videoendoscopic evaluation of swallowing；VE）という客観的な検査を、医師や歯科医師と一緒に実施します。そして、客観的な検査と日常の食事での評価を合わせて、食形態などを提案します。またSTは食事の観察から、対象者の摂食嚥下パターンや嗜好を把握していることが多いです。たとえば、「昼食はあまり食べられないけれど15時ごろだと食べやすい」「朝は嚥下機能の調子がよいので食べやすい」「甘いものと交互に介助すれば嚥下までのスピードが早い」などです。

間接訓練

食物を使用しないリハを間接訓練といいます。口腔の運動、発声、構音など口を使用したさまざまなリハを行います。嚥下機能の評価に基づき、何を実施するのかを決めています。食物を使用しないリハはST以外でも実施可能なことが多いので、STがプログラムを立案し、多職種で協力して実施することが可能です。

直接訓練

嚥下障害のある人、とくに食事を食べていない人に食物を使用したリハを行うことは、STの重要な役割です。どのような条件であれば直接訓練が実施できるのかを検査に基づいて特定したうえで、くり返し嚥下をひき出し、機能を高めるようにしています。

環境調整

PTやOTと同様に、食事動作や姿勢の評価も行います。嚥下機能に悪影響を与えているのではないかと思われる部分について、PTやOTと協力して姿勢を調整します。また、嚥下障害者の食事摂取環境の管理を行うことが多いです。姿勢では、嚥下機能に合ったリクライニングの角度やポジショニング（側臥位など）があります。また、適切な一口の介助量なども評価に基づいて設定します。さらに「内服は錠剤より粉剤のほうがよいのか」なども検討のうえ設定します。義歯に関しては、装着したほうがよい場合と、ないほうがうまく嚥下が機能する場合の両方のパターンがあります。このように、誰が行っても統一された介助が実施できるようにSTが中心となって環境設定をすることが多いです。

＊　＊　＊

PT、OT、STは、それぞれの専門性で摂食嚥下チームに貢献できます。各職種の特徴を知って協働することが、摂食嚥下障害のある人へ最大限の利益をもたらします。

摂食嚥下機能の評価方法

明海大学歯学部機能保存回復学講座摂食嚥下リハビリテーション学分野教授
大岡貴史（おおおか・たかふみ）

評価の場面はさまざま

摂食嚥下障害患者は、診療室や入院病棟、介護施設などさまざまな場所にいます。また、原疾患の状態によって急性期や回復期、衰退期などのステージごとで行うべき検査や対応が異なります。本稿では、現在経口摂取をしている患者を想定し、基本的なスクリーニング検査や精密検査の特徴について解説します。

評価の流れ

摂食嚥下機能の評価は、咀嚼や嚥下の力を測るだけではありません。どのような問題を本人や家族、施設職員などが抱えているのかも重要です。また、日常生活動作（activities of daily living；ADL）や認知機能のレベルなども、機能検査ができるかどうかにかかわってきます。検査の流れの概要は、医療面接からはじまり、食事場面の外部観察評価、口腔内診査などを経て、摂食嚥下機能の評価へとすすみます（**図1**）。このなかで、さまざまな職種がかかわってくるのが外部観察評価や機能検査です。

外部観察評価

現在は、ミールラウンドと呼ばれる多職種での食事場面評価が広く行われています。ここでは、各専門職からの視線で食行動や食環境の問題、体幹機能の様子、介助方法の改善点、食内容の適切性などについて評価します。

食事場面での評価はさまざまです（**表1**）。姿勢や配膳の位置、食具の選びかたなども対象となるため、理学療法士や作業療法士なども評価に参加できると、効率的に問題点を抽出できます。この段階では詳細な摂食嚥下機能評価は行わず、問題点の把握と総合的な評価、そ

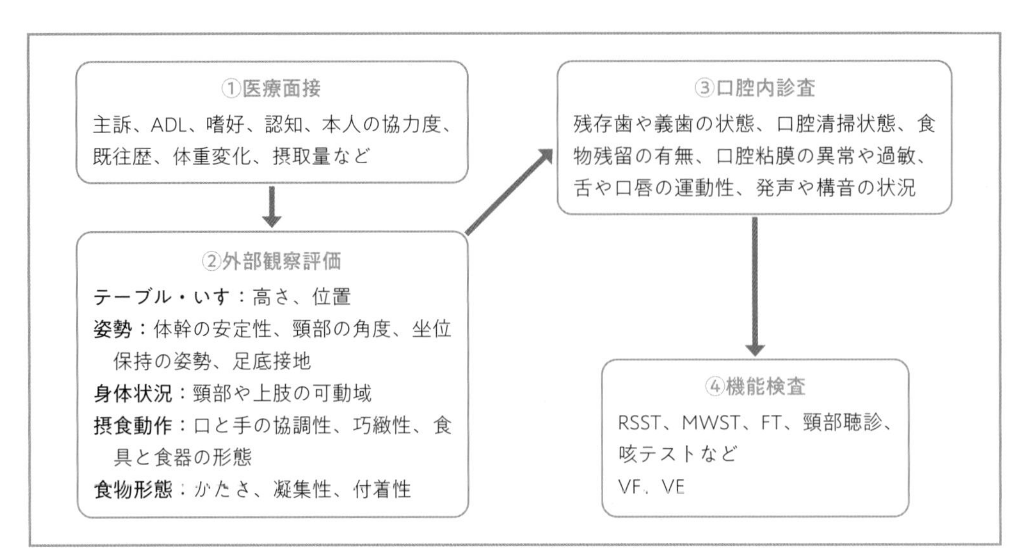

図1 摂食嚥下機能評価の流れ

表1 ミールラウンドでの評価項目の例

項目	評価結果
食事環境	適・不適（事象：　　　　　　　　　）
摂食姿勢	いす・車いす・端坐位・ベッド上・そのほか（　　　　　　　　　）
	リクライニング　　度　　頸部（前屈・垂直・伸展）
	座面の高さ（適・不適）　足底接地（有・無）
食物配置	左寄せ・中央・右寄せ・そのほか（　　　　　　　　）
食具の選定	スプーン・曲スプーン　グリップ（太・細）
食事時間	分　以前より（短い・変わらず・長い）
食事のペース	はやい・普通・遅い
食事中のむせ	無・ときどき・頻回（汁もの・主食・主菜・そのほか）
口腔内残留	無・有（舌背・右頬・左頬・口蓋・舌根）
総合評価	
介入方針	異常なし・食事時指導と再評価・精査必要・そのほか

して介入方針を決めます。たとえば、汁ものでむせることが多い、口腔内の食物残留が多いなどの問題がある場合、摂食嚥下機能が低下していることも考えられるため、スクリーニン

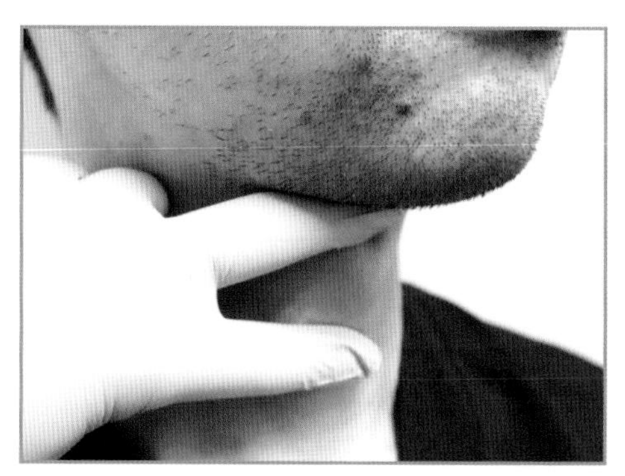

図2 反復唾液嚥下テスト（RSST）の様子

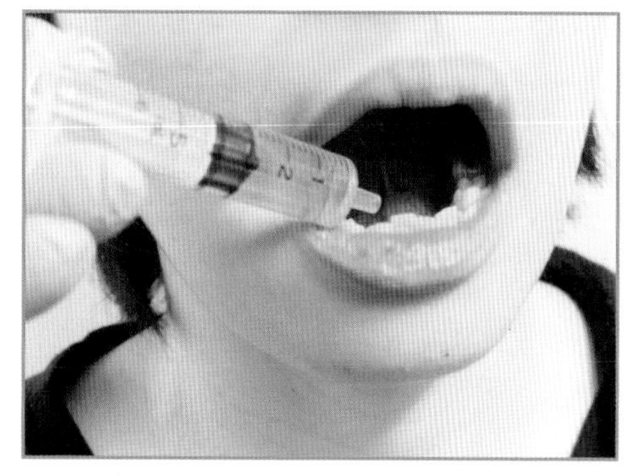

図3 改訂水飲みテスト（MWST）の様子

グ検査へと移行します。

スクリーニング検査

スクリーニング検査の種類

摂食嚥下機能障害のスクリーニングテストでは、反復唾液嚥下テスト（repetitive saliva swallowing test；RSST）や改訂水飲みテスト（modified water swallowing test；MWST）、フードテスト（food test；FT）が標準化された方法で、どこでも簡便に行うことができます。RSSTとMWSTは特別な器具を必要とせず、指示に従える患者であればさまざまな職種による実施が可能です（**図2、3**）。

反復唾液嚥下テスト（RSST）

RSSTは基本的な嚥下動作を評価します。評価者は示指と中指で甲状軟骨に触れ、30秒間に何回空嚥下が行えるかを数えます。喉頭隆起（のどぼとけ）が完全に指を乗り越えたら嚥下1回とし、30秒間に3回未満の場合に問題ありと判断します。誤嚥判別の感度は0.98、特異度は0.66とされています。

改訂水飲みテスト（MWST）

MWSTでは水を嚥下する力を評価します。3mLの冷水をシリンジで口腔底に入れ、その後に嚥下してもらいます。その際の嚥下や呼吸の様子から5点満点で評価します。4点以上なら最大で2回くり返し、もっとも悪い評点を採用します。カットオフ値を3点とすると、

表2 改訂水飲みテスト（MWST）とフードテスト（FT）の評価基準

スコア	対象者の所見
1	嚥下なし、むせる and/or 呼吸切迫
2	嚥下あり、呼吸切迫
3	嚥下あり、呼吸良好、むせる and/or 湿性嗄声（させい）、口腔内食物残留中等度※
4	嚥下あり、呼吸良好、むせなし、口腔内食物残留ほぼなし※
5	4に加え、反復嚥下が30秒間に2回可能

※は、フードテスト（FT）実施時の評価基準。

誤嚥判別の感度は0.70、特異度は0.88とされています。

フードテスト（FT）

FTは約4gの食物を摂取させ、食塊形成や移送能力を評価します。評価基準はMWSTと同じですが、それに加えて嚥下後の口腔内食物残留も対象となります（**表2**）。カットオフ値を4点とすると、誤嚥判別の感度は0.72、特異度は0.62とされています。

スクリーニング検査における注意点

スクリーニング検査は簡便で特別な器具を使わない検査であり有用ですが、細かい問題や機能異常は判別できません。また、不顕性誤嚥は判別できないため、体調や症状の推移、あるいは精密検査の必要性などを総合的に判断する必要があります。

精密検査

嚥下造影検査（videofluoroscopic examination of swallowing；VF）と嚥下内視鏡検査（videoendoscopic evaluation of swallowing；VE）が代表例です。VFは造影剤入りの食品を用いてX線を照射し、摂食嚥下の全過程を評価できます。VEは通常の食品や水分を用い、鼻腔から内視鏡を挿入して咽頭や喉頭機能を評価します。VEの道具はもち運べるため、在宅や施設入所、あるいは病棟のベッドサイドでも使用可能です。

精密検査では、単に誤嚥の有無などを判定することだけが目的ではありません。どのような食事なら安全か、あるいはどのような危険性があるかなどの評価を行うことができます。きざみ食を摂取した際のVE画像をみてみると、ばらけた食物、つまり食塊形成が十分にさ

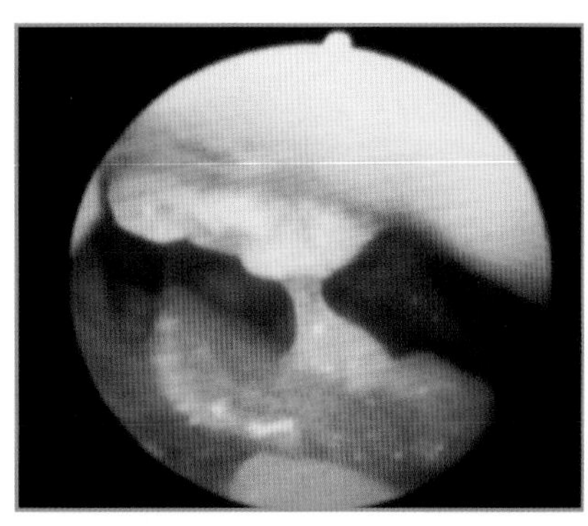

図4 嚥下内視鏡検査（VE）で観察された食塊形成不全

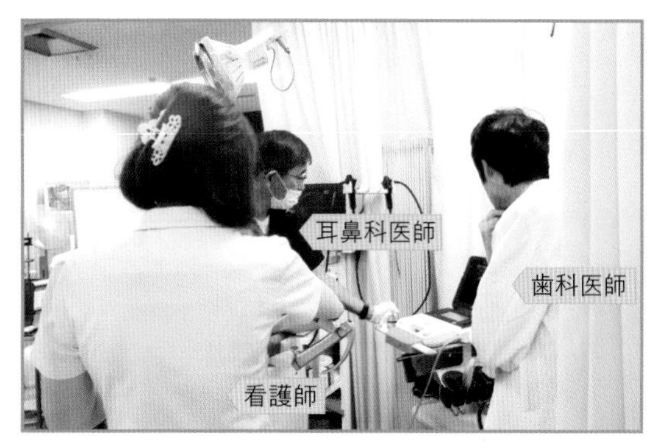

図5 医科歯科連携での精密検査

表3 FOIS（functional oral intake scale）（文献4を参考に作成）

レベル1	経口摂取なし
レベル2	補助栄養に依存、少量の経口摂取のトライのみ
レベル3	補助栄養に依存しているが、継続的に均一な物性の食事や飲料を経口摂取
レベル4	すべての栄養・水分を経口摂取。1種類の食形態のみ
レベル5	すべての栄養・水分を経口摂取。複数の食形態。 特別な食事の準備（とろみなど）や代償法が必要
レベル6	すべての栄養・水分を経口摂取。複数の食形態。 特別な準備は不要だが、特定の食物は食べられない
レベル7	常食の経口摂取（制限なし）

れていないものが咽頭全体に散らばり、誤嚥しかけている様子も観察できます（**図4**）。このような所見を参考に、摂食嚥下機能からみて適切な食事内容を模索したり、誤嚥しにくい介助法や姿勢などを検討したりすることが大切です。

総合的な評価が大切

精密検査は医師、歯科医師などの職種が中心となって行う評価法です（**図5**）。さらに、機能の問題や代替栄養の有無、食事内容などから摂食の状態をレベル分けして今後の方針を決める方法もあります（**表3**）。しかし、よりよい解決法を探るためには多くの職種の助けが必要です。たとえば、検査で使用したい食事がなければ精密検査は行えません。また、むずかしい食事内容で誤嚥や喉頭侵入が起こった場合、それに代わる食事がなければ単に誤嚥を発見しただけで終わってしまいます。個別の評価結果のみから対応を考えるのではなく、食事場面での評価や摂食嚥下機能自体の評価、栄養状態や対応できるマンパワーなども加味して方針を決めること、さらには再評価を行ってその方針を適宜修正していくことが大切です。

引用・参考文献

1) 日本摂食嚥下リハビリテーション学会医療検討委員会．摂食嚥下障害の評価 2019．日本摂食・嚥下リハビリテーション学会雑誌．23（2），2019，107-36.
2) 杉山みち子ほか．外科治療におけるミールラウンドの意義．外科と代謝・栄養．55（2），2021，74-7.
3) 大岡貴史．クリニカル 地域歯科医療における摂食嚥下機能への支援や関わり．日本歯科医師会雑誌．68(9), 2015, 846-56.
4) Crary, MA. et al. Initial psychometric assessment of a functional oral intake scale for dysphagia in stroke patients. Arch. Phys. Med. Rehabil. 86（8）, 2005, 1516 20.

嚥下内視鏡検査（VE）と 嚥下造影検査（VF）

社会福祉法人親善福祉協会国際親善総合病院耳鼻咽喉科医長
福生瑛（ふくお・あきら）

東邦大学医療センター大森病院耳鼻咽喉科助教
細野祥子（ほその・さちこ）

はじめに

摂食嚥下障害患者の嚥下機能を評価する検査はいくつかあります。なかでも嚥下内視鏡検査（videoendoscopic evaluation of swallowing；VE）と嚥下造影検査（videofluoroscopic examination of swallowing；VF）は gold standard とされ、行うことができる環境下であれば嚥下診療において欠かせない検査となっています。

本稿では VE と VF について、それぞれの長所と短所および得られる情報のポイントについて解説していきます。

嚥下運動と画像検査

嚥下運動とは、食事を誤嚥しないように口腔から咽喉頭を経て食道・胃へ送り込む間の運動を指します。この運動は以下の５期に分かれており、どのタイミングで異常が起こっても誤嚥につながります。

先行期：目や鼻から食物を認知し、口腔内に入れる段階
準備期：口腔内で咀嚼し、食塊形成を行う段階
口腔期：舌を使って食塊を咽頭に送り込む段階
咽頭期：嚥下反射により食塊が気管内に入らないようにして、食道まで入っていく段階
食道期：食塊が食道を通過する段階

こうした嚥下運動を評価する画像検査が VE・VF です。その評価をもとに嚥下障害に対し嚥下リハビリテーション（リハ）を策定します。つまり、嚥下画像検査には**表 1** の目的があります。

表1 嚥下画像検査の目的

①嚥下障害に対して形態学的・機能的異常などの原因がないかどうか、または誤嚥や食物残渣の有無から、病態との関係を明らかにする。 ②検査結果から誤嚥や食物残留などの問題を解決できる手段を検討して経口摂取の可能性を探り、適切な食事の種類を決定したり、直接嚥下訓練に適切な難易度を判定したりする。

嚥下内視鏡検査（VE）とは

VEは、経鼻内視鏡を用いて咽喉頭を明視下におきながら、器質的・機能的異常の有無や、着色水によって嚥下動態を確認する検査です。この検査は耳鼻咽喉科、口腔外科などのある程度内視鏡に習熟した医師が行うことが多く、比較的簡便なのが特徴です。

VEの利点としては、実際の咽喉頭の所見が得られること、携帯性がよいためベッドサイドで行えること、また被曝がないためくり返し評価が可能なことがあげられます。

しかし、鼻腔内に内視鏡を入れながら行う検査であるため、患者によっては拒否されたり、指示が入らない患者には実施できないなどの欠点もあります。また日常の摂食と違って内視鏡による違和感があるため、正確な評価とはいいきれない点もあります。最大の欠点は、内視鏡下で行うため口腔内と食道以降、そして嚥下時の食道に移行する瞬間（ホワイトアウト時）の確認ができないことです。VEでの評価と実際の嚥下機能に解離を認める場合は、口腔期や食道期の異常を疑う必要があります。

検査は、患者がふだん経口摂取している状態に近い姿勢で行います。通常は坐位で行い、ベッド上であればギャッジアップしてから行います（**図1**）。

最初に内視鏡を用いて直視下に口腔・咽喉頭を診察し、形態的異常や麻痺などの神経学的異常所見の有無を確認して、さらに声門部機能も観察します。続いて着色水または検査食を内視鏡下に嚥下させ、早期流入や嚥下反射惹起（じゃっき）のタイミング、咽頭残留、喉頭流入、誤嚥の有無などを確認します。**図2**はファイバー下でみられる実際の喉頭の写真であり、青色の着色水が残留している所見です。このようにファイバー下で行う着色水による喉頭評価は、わが国では「兵頭スコア」という、所見を客観的に半定量化したスコアリング評価を用いて記載することが増えています（**表2**）[1]。

嚥下造影検査（VF）とは

VFはX線透視室にて透視下に造影剤を嚥下させ、口腔期～食道期を正面・側面から観察して嚥下機能を評価する検査です。内視鏡検査ではわからない口腔期と食道期の異常も確認

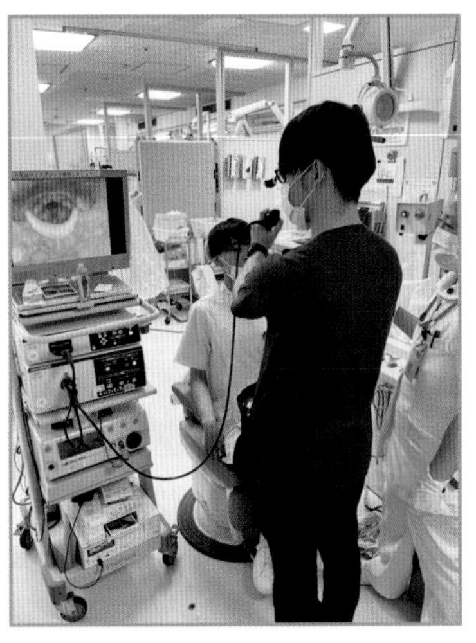

図1 嚥下内視鏡検査（VE）の様子

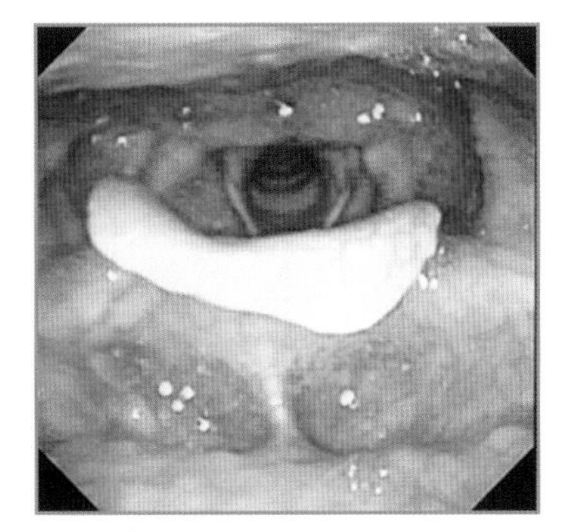

図2 嚥下内視鏡検査（VE）写真

表2 兵頭スコア（文献1より引用）

①喉頭蓋谷や梨状陥凹の唾液貯留
　0：唾液貯留がない
　1：軽度唾液貯留あり
　2：中等度の唾液貯留があるが、喉頭腔への流入はない
　3：唾液貯留が高度で、吸気時に喉頭腔へ流入する

②声門閉鎖反射や咳反射の惹起性
　0：喉頭蓋や披裂部に少し触れるだけで容易に反射が惹起される
　1：反射は惹起されるが弱い
　2：反射が惹起されないことがある
　3：反射の惹起がきわめて不良

③嚥下反射の惹起性
　0：着色水の咽頭流入がわずかに観察できるのみ
　1：着色水が喉頭蓋谷に達するのが観察できる
　2：着色水が梨状陥凹に達するのが観察できる
　3：着色水が梨状陥凹に達してもしばらくは嚥下反射が起こらない

④着色水嚥下による咽頭クリアランス
　0：嚥下後に着色水残留なし
　1：着色水残留が軽度あるが、2～3回の空嚥下でwash outされる
　2：着色水残留があり、複数回嚥下を行ってもwash outされない
　3：着色水残留が高度で、喉頭腔に流入する

合計点
　4～5点以下：経口摂取のみで食事摂取可能
　9～10点以上：経口摂取は困難

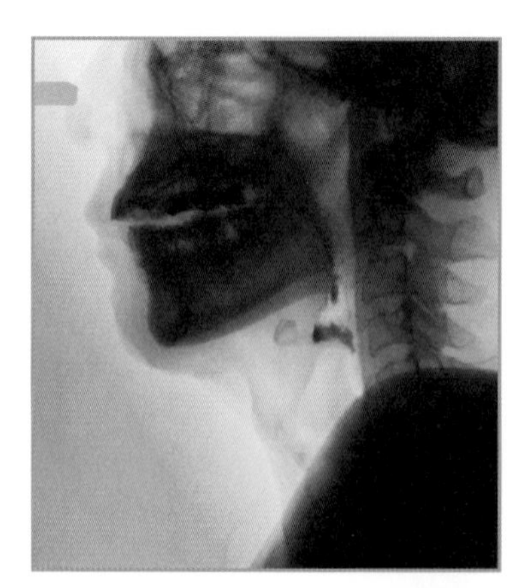

図3 嚥下造影検査（VF）画像

できることから、口腔期における咀嚼能や送り込み機能の異常、食道以下の器質的疾患の有無を確認することもできます。

検査に用いる検査食は液体だけでなく固形食を選択することもでき、口腔期での食塊形成や咽頭期における食物の送り込みをタイムリーに確認することができます。そうすることで、誤嚥の有無や経口的栄養摂取の適応判断だけではなく、適切な食形態および摂食時の姿勢の設定、さらに摂食嚥下リハビリテーションの適応決定などに広く用いることができます。

しかし、先述したようにX線透視室で行うため施設内に設備が必須であること、患者の移動が必要であり容易にはできないこと、放射線被曝があるためくり返し行えないことなどが欠点としてあげられます。

検査は、基本的にはX線透視室内で行います。坐位の姿勢にしてから透視下で造影剤を嚥下し、口腔期〜咽頭期にかけての嚥下運動の評価や誤嚥の有無を確認します。

VFでは、一般的には硫酸バリウム、もしくは低浸透圧性非イオン性ヨード系造影剤を用います。アミドトリゾ酸（ガストログラフィン®）は誤嚥した場合に肺毒性があるため使用できません。造影剤にとろみを付加したものや、施設によってはVF用の検査食として硫酸バリウムを混和した食事を提供していることもあります。また、実際に試したい食事を持参してもらい、その上に直接ふりかけて使用することもあります。評価方法としては嚥下中の動画を録画し、嚥下関連器官の動きに異常がないか、誤嚥や食物残渣がないかを確認します（**図3**）。

表 3 嚥下内視鏡検査（VE）と嚥下造影検査（VF）の比較

	VE	VF
簡便さ	ベッドサイドでも行える	検査室が必要
被曝	なし	あり
準備期・口腔期の評価	不可	可
嚥下時の評価	不可	可
食道期の評価	不可	可

VE と VF の使い分け

VE と VF はどちらも有用な検査ですが、評価できる項目が違う点を念頭におく必要があります。そして VE は簡便でくり返し行えること、VF は放射線室が必要かつ被曝のリスクがあり患者にも検査の適応が求められることも、使い分けのポイントです。そのうえで、VE は簡便であるため、可能であればまずはじめに行う検査として考えてよいと思います。VE で異常所見はなくても、実際の嚥下動態で異常があったり、摂食時に誤嚥をくり返す場合は、VF を検討することが多いと考えます。（**表 3**）。

おわりに

これらの検査はどちらも医師・口腔外科医が行いますが、一人で行うのではなく嚥下対策チームと呼ばれる多職種の連携が必要です。検査結果をもとに摂食嚥下障害の病態をあきらかにし、適切な訓練や食事内容を決定するには看護師、言語聴覚士、管理栄養士などとの協働が不可欠です。可能であればぜひ、検査現場を実際に見学してみてください。嚥下のイメージがつきやすく、一歩寄り添った患者ケアの礎（いしずえ）になると思います。

引用・参考文献

1） 兵頭政光ほか．嚥下内視鏡検査におけるスコア評価基準（試案）の作成とその臨床的意義．日本耳鼻咽喉科学会会報．113（8），2010，670-8.
2） 板東秀樹．高齢者嚥下障害に対する嚥下内視鏡検査・嚥下造影検査の概要．Monthly Book ENTONI．196，2016，119-25.
3） 山脇正永．嚥下機能評価の実際とその解釈．診断と治療．106（10），2018，1199-204.
4） 二藤隆春．嚥下障害の診断．Monthly Book ENTONI．175，2015，1-9.

摂食嚥下障害のリハビリテーション

日本歯科大学口腔リハビリテーション多摩クリニック／
日本歯科大学附属病院口腔リハビリテーション科講師・医長
高橋賢晃（たかはし・のりあき）

日本歯科大学口腔リハビリテーション多摩クリニック／
日本歯科大学附属病院口腔リハビリテーション科教授・科長
田村文誉（たむら・ふみよ）

リハビリテーションのアプローチ

摂食嚥下障害に対するリハビリテーション（リハ）のアプローチとしては、治療的アプローチ、代償的アプローチ、環境改善的アプローチ、そして心理的アプローチの4つに分けられます[1]。以下ではそれぞれのアプローチ方法について解説します。

治療的アプローチ

麻痺や障害を受けた器官にはたらきかけて、機能の改善をめざします。嚥下に関連する筋肉への機能訓練や手術療法が該当します。また、食品を用いない間接訓練に加えて、実際に食品を用いて行う直接訓練がここに該当します。手術療法には、「嚥下機能改善手術」と「誤嚥防止手術」の2つがあります。前者は、残存している機能をいかすことによって嚥下機能を改善し、喉頭を温存しつつ実用的な経口摂取を可能にすることを目的としたものです。後者は、重度の嚥下障害で誤嚥による肺炎をくり返すような場合で、気道を消化管から完全に分離させるといった構造改変による確実な気道防御獲得を目的として行われる手術です。

代償的アプローチ

現存する摂食嚥下機能を利用して機能の代償をはかるアプローチ方法です。誤嚥しにくい姿勢の指導や、食物の咽頭残留を軽減するために頸部を回旋するなどのさまざまな嚥下代償法を行うこと、また、嚥下調整食やとろみ調整食品の使用、経管栄養などの栄養摂取方法を行うことが該当します。

環境改善的アプローチ

患者自身の摂食嚥下機能の改善が見込めない場合でも、患者を取り巻く環境を整備することで経口摂取を継続していくことは十分可能です。具体的には、人的、物的および社会的資源を新たに導入して環境整備を行います。

人的資源の例として、食形態の変更が必要になった場合に管理栄養士を導入することが該当します。また、在宅における摂食嚥下機能評価後に姿勢代償が有効であった患者に対して、新たにリクライニング車いすを導入すること、吸引が必要な患者に対して吸引器の設置を行うこと、必要な介護サービスの導入などがここに該当します。

心理的アプローチ

食べることは、生物が生命活動を維持するうえで重要な行為であるといえます。加えて、ヒトは食べることを単なる栄養摂取としてだけではなく、五感を通じて食事をおいしいと感じたり、コミュニケーションの一つとしてとらえたりすることもあります。つまり、食べることは、身体的、精神的、社会的にも重要な要素を含んでいると考えられます。そのため、この機能が失われたときの精神的打撃の大きさは計り知れないものがあります。

たとえば、摂食嚥下障害により口から食べることが困難になった場合、患者によっては、提案された訓練に意欲的に取り組むことができなくなってしまうかもしれません。このような場合には心理的サポートが必要となります。患者会などへの参加を促し、同じ疾患で悩む患者やその家族との意見交換や情報共有をすることはその一つです。

訓練法について

摂食嚥下障害に対して行われる代表的な間接訓練および直接訓練について解説します。

間接訓練（基礎訓練）[1、2]

開口訓練

舌骨上筋の筋力トレーニングを行うことで、舌骨の挙上や食道入口部開大を改善する目的があります。おもな対象者は、舌骨挙上不全や食道入口部開大不全を呈した、意思の疎通が可能な患者です。具体的な方法は、舌骨上筋群を強く収縮させるために最大限の開口を指示します。顎関節症や顎関節脱臼のある患者には注意が必要です。

アイスマッサージ

嚥下反射が低下している患者に対して、凍らせた綿棒や氷水につけた綿棒などで嚥下反射誘発部位（前口蓋弓、後口蓋弓、軟口蓋、舌根部）を軽く擦り、空嚥下を促します。

氷なめ訓練

ごく小さな氷片を口に入れ、溶けた水を嚥下する訓練です。嚥下反射の誘発が訓練の目的です。

前舌保持訓練

咽頭期の嚥下圧生成源となる舌根部と咽頭壁の接触を強化する運動訓練です。舌を突出させた状態で、前歯部で軽くかんで保持させ、この状態を維持したまま空嚥下を指示します。

頭部挙上訓練

仰臥位で肩を床につけたまま、足のつま先がみえるまで頭部を上げます。この訓練は舌骨上筋群の筋力強化を行い、食道入口部を開きやすくする効果があります。負荷が大きい訓練のため高血圧症、頸椎症の患者には適応とならない場合があります。

嚥下おでこ体操

頭部挙上訓練の変法であり、訓練効果、注意点は同様ですが、頭部挙上訓練の実施がむずかしい場合に適応することがあります。額に手をあてて抵抗を加え、お腹をのぞきこむように強く下を向くよう指示します。即時効果があるため、食前に実施すると有効です。

ブローイング訓練

吹く動作により軟口蓋を挙上させます。脳梗塞による軟口蓋麻痺があり、鼻咽腔閉鎖不全がある患者に対して行います。コップに水を入れ、ストローでできるだけ長くブクブクと息を吹かせます。

プッシング・プリング訓練

勢いよく押す、引くといった動作時に息こらえをすることを利用して、声門閉鎖を強化して、咳嗽力の向上を図る目的があります。具体的な方法としては、両手で壁を強く押しながら「エイッ」と発声させます。ほかにも、いすの座面を引っ張るプリング動作をさせることもあります。高血圧や心疾患がある患者には負荷がかかるため、適応を十分に検討する必要があります。

電気刺激療法

摂食嚥下障害におけるリハの一つとして電気刺激療法が有効であると報告されています[3, 4]。電気刺激療法の装置としてVitalStim® Plus（インターリハ）があります（**図1**）。本装置は電気刺激による筋収縮による筋肉増強を目的とします。そのほかの電気刺激療法として、ジェントルスティム®（フードケア）を用いた経皮的干渉波電気刺激療法（interferential current transcutaneous electrical sensory stimulation：IFC-TESS）があります（**図2**）。干渉波刺激を用いて感覚神経への刺激を行い、嚥下反射の惹起（じゃっき）を促すことがおもな目的であり、その効果についても報告があります[5]。

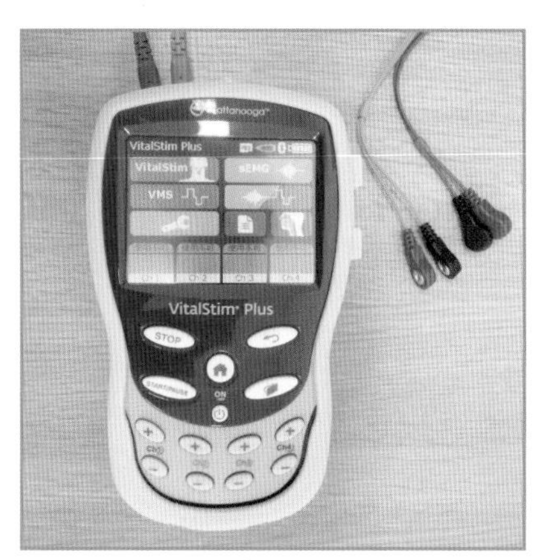

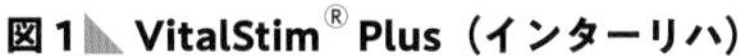
図1 VitalStim® Plus（インターリハ）

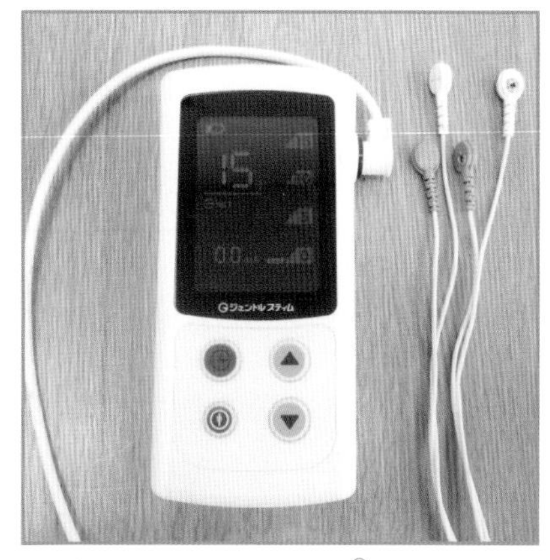

図2 ジェントルスティム®（フードケア）

直接訓練（摂食訓練）

直接訓練は、食物を用いて実際に食べる訓練のことを指します[1、2]。そのため、誤嚥や窒息のリスクが高い重度の嚥下障害患者には最初から直接訓練は行わず、間接訓練から開始します。直接訓練は誤嚥や咽頭残留のリスクが考えられるため、最初は嚥下しやすい食品を用いて行います。頸部聴診法を併用すると、嚥下を確認することができ有効です。また、直接訓練時は呼吸状態、バイタルサインなどを確認しながら行う必要があります。

嚥下の意識化（think swallow）

無意識に行われる嚥下を意識して行うことで、誤嚥を減らすと考えられています。とくに注意障害のある患者に対しては、嚥下に集中しやすい環境をととのえます。

息こらえ嚥下（supraglottic swallow）

息こらえ嚥下は、呼吸と嚥下のタイミングを調整するための訓練です。具体的には、食物を口に入れたら、鼻から大きく息を吸って、しっかりと息をこらえて、飲み込み、口から息を吐き出します。食物を誤嚥しにくくなると同時に、気管に入り込んだ食物を喀出する効果があります。また、嚥下前や嚥下中の確実な喉頭閉鎖を必要とする場合、強い息こらえ嚥下（super-supraglottic swallow）を行わせることで、より確実な声門閉鎖が得られます。

複数回嚥下・反復嚥下

食塊の嚥下後に咽頭残留を認める患者に対して、空嚥下を指示して残留物を嚥下させることで嚥下後の誤嚥を防止する方法です。

交互嚥下

咽頭に食物が残留してくると、呼吸の再開とともに誤嚥するリスクが高まります。交互嚥下は、異なる性状の食塊を交互に嚥下することで、残留物を嚥下させて嚥下後の誤嚥を防止する方法です。ゼリーやとろみつきの水分などの嚥下しやすい食品を用いて行います。

頸部回旋法

頸部を回旋すると同側の食道入口部（梨状陥凹）が狭くなり、食物は非回旋側に誘導されます。嚥下造影検査（videofluoroscopic examination of swallowing；VF）の正面像において梨状陥凹の残留に左右差がある場合は、非残留側に回旋して空嚥下を行うことで残留物が嚥下されます。

引用・参考文献

1）藤島一郎．よくわかる嚥下障害．改訂第３版．大阪，永井書店，2012，342p.
2）日本摂食嚥下リハビリテーション学会医療検討委員会．訓練法のまとめ（2014 版）．日本摂食嚥下リハビリテーション学会雑誌．18（1），2014，55-89.
3）Carnaby-Mann, GD. et al. Examining the evidence on neuromuscular electrical stimulation for swallowing : a meta-analysis. Arch. Otolaryngol. Head Neck Surg. 133（6）, 2007, 564-71.
4）永見慎輔ほか．舌骨・喉頭領域への次の一手！：舌骨喉頭領域に対する神経筋電気刺激．Medical Rehabilitation.（259），2021，25-30.
5）杉下周平ほか．直接訓練に干渉波電気刺激療法を併用し嚥下反射遅延が改善した１例．日本摂食嚥下リハビリテーション学会雑誌．22（1），2018，52-8.

摂食嚥下障害患者への食事介助とその観察・評価

鶴見大学歯学部高齢者歯科学講座講師
菅武雄（すが・たけお）

食事介助の基本

本稿では摂食嚥下障害への対応としての「食事介助」についてお伝えします。看護だけでなく、高齢者介護そして障害者支援の分野において食事介助は歴史が長く、奥が深い技術であることを知ってほしいのです。本稿で強調するのは、食事介助の基本は「食事を手伝う」のでは「ない」、という点です。これを理解してもらうことが、本稿の目標です。

摂食嚥下リハビリテーションにおける食事介助の位置づけ

摂食機能療法

食事介助は「摂食機能療法」の手法の一つです。摂食機能療法は摂食嚥下リハビリテーション（リハ）、すなわち口から食べることの障害（もしくは機能低下）に対する対応です。そのうちの訓練、とくに食品を用いて行う直接嚥下訓練（直接訓練）の技術が知識の第一段階です。

直接訓練の風景をはじめて目にすると、専門職が食事介助しているだけにみえて不思議に思う人もいます。実際に、特別な用具などが出てこないことも多いため、「研修を受けに来たのに、こんなことですか？」と早合点する受講者もいます。しかし、説明を受けて視点が変わったとたんに「むずかしい！」「できるようになりたい！」と変容していきます。食事介助とは、初心者から専門職までがかかわるリハ技術なのです。

直接訓練は食品を用いて行う訓練なので、「食事の時間に食事をする」という理解でかまいません。ただし、摂食嚥下障害があったり機能低下している対象者の場合には、自力摂取どころか介助によっても円滑に食べることがむずかしい状態にあります。そのため訓練として実施するのです。歩行訓練では転倒せずに歩きとおす、食事訓練では誤嚥やむせを起こさず

表 摂食嚥下障害者への対応の流れ

1. 問題の発見
2. スクリーニング
3. 精密検査
   a. 嚥下造影検査（VF）
   b. 嚥下内視鏡検査（VE）
4. 具体的対応
   a. 医学的管理
   b. 訓練
   c. 口腔管理
   d. 代償的介入法
   （①食形態、②食事姿勢、③介助方法、④そのほか）

に食事を終了する、というのが毎回（毎食）の目標となります。弱い機能であっても、その機能を使い続けることによってリハの効果が得られることを期待しています。廃用防止の意味合いに加え、少しずつ食べられる量、食事の時間、食形態を上げていきます。これは過負荷（オーバーロード）の考え方と呼ばれています。

代償的介入方法

第二段階へすすみます。「食事介助」のもう一つの側面です。摂食嚥下リハにおける「食事介助」の位置づけを再確認しましょう。全体のシステム（流れ）を**表**に示します。管理栄養士が知っておくべき知識の第二段階は、食事介助は「代償的介入方法」、つまり欠けた機能を補う手法の一つであるということです。

ここでみなさんは、先ほどは「訓練」といい、次に「代償的介入」といったことを疑問に思うでしょう。この関係性を理解することが専門性の入口だといわれています。

「代償的介入方法」は「訓練」とペアで考えます。訓練が「機能向上」を目的とするなら、代償的介入方法は「欠けた機能を補う」という位置にあります。訓練は重要ですが、効果はすぐには上がらず、すべての機能が回復するものでもありません。限界があるため、訓練的な対応だけでは総合的なリハになりません。機能を上げられなくても食べられるようになるために「欠けた機能」を把握し、その欠損部分を補うことを考えるのです。言い換えれば、相手を変えるのではなく、こちらが変わって相手に合わせるというイメージです。

摂食嚥下障害患者の食事における管理栄養士の仕事は「食形態の調整」だと認識している（もしくは厳しくたたき込まれている）と思いますが、これは代償的介入方法そのものです。そして同レベルの代償的介入に「食事姿勢の調整」「食事介助方法の工夫」「環境調整」などが並んでいると知ることは重要です。どれも関連が深く、切り離せない仕事だからです。食事介助が現場のケアワーカーや看護師だけの仕事ではないことを意識できたら、第二段階は卒業です。

摂食嚥下リハビリテーションの先にあるもの

食事介助がリハ技術の重要な一部であることを理解できたと思います。そして、リハには当然、国際生活機能分類（International classification of functioning, disability and health；ICF）による目標設定が必要です。誰にでもできて単調にみえる食事介助も、上級の介助者は毎食の評価を行い、目標をもって介助にあたっています。そのことに驚く管理栄養士もいるかもしれません。

本稿では第二段階までの紹介にとどめますが、まだその先も存在します。食事介助はコミュニケーション技術であり、最終的には看取りにつながるところまで上級者たちは実践しています。とくに在宅医療においては、特別なことではないということを知っておいてください。栄養管理の最終目標は栄養の終わり、すなわち生命の終わりまで途切れなく続いているのです。

食事介助に必要な評価

次に、管理栄養士に必要な評価項目について解説します。食事介助は、食事の前からはじまっています。

覚醒状態・認知機能

食事前の確認事項として現場で重視されている項目です。「食事の時間だから食べる」というのは先入観なのです。覚醒を促し、食意を上げることは大切です。認知機能の低下は、嚥下運動の５期モデルにおける先行期のみに該当すると思われがちですが、食事が終了するまで継続した対応が必要です。

認知症患者の食支援では、①食べはじめられない、②中断してしまう、③正しく食べられないの３項目が有名ですが、その対応方法は確立しつつあり、研修を受けて技術を上げているスタッフが多くいます。

バイタルサイン

覚醒状態とも関連しますが、食事開始前に体調を確認することが重要です。食事は運動なので、心臓にも呼吸にも負荷がかかります。食事には大きなエネルギーが必要であることを思い出してください。

食事姿勢

日常の安楽な姿勢と食事のための姿勢は違います。予備力の低下した対象者の場合は、食べる機能に合わせて姿勢の調整も必要です。リクライニングやチルトの角度はもちろんのこと、送り込みや嚥下反射も考慮して姿勢を決めます。

嚥下機能

毎回の食事の最初に嚥下機能を評価することが一般的になってきました。嚥下機能スクリーニング検査の実施です。嚥下機能が悪い状態で食事をはじめるのは望ましくありません。食事の最初の一口がゼリーやプリンだという介護施設も多いですが、これは食物試験（フードテスト）を実施しています。管理栄養士が食堂やフロアをラウンドしてこれらの評価を確認する風景も、よくみるようになりました。急性期病院においても、居室で管理栄養士と直接打ち合わせできることのメリットは大きいです。

食事介助のコツ

よく、食事介助はむずかしいといわれます。単にスプーンで口に運ぶだけでは介助にならず、そもそも口を開けてくれないことも多いのです。どのような技術が蓄積されているのでしょうか。そして、管理栄養士には何ができるのでしょうか。

まず、食事介助は介入であり、相手側に踏み込む手法であることを思い出してください。いきなり相手の懐深くに入り込もうとしても拒否されるだけです。どう踏み込むのかが大切です。そこには「段階」を意識した介入プランが用意されています。①観察、②声かけ、③補助、④部分介助、⑤全介助の５段階で、これを①から順にすすめていきます。飛び級はありません。一つずつです。小さなコツですが、このような小さな技術の蓄積が食事介助技術です。

他職種からの要望

最後に、現場をうまくまわすコツをお伝えします。現場のスタッフは、「管理栄養士がなぜそうするのかの説明がほしい」と希望していることが多いような気がします。食形態を筆頭に食事姿勢、食具選定、一口量、タイミングなど、なぜそうなったのか、その指示の理由は何なのかを知りたいのです。

筆者はそのような職種間の誤解を解決する手助けもよくしています。おすすめの解決方法は、研修会を開き、共通言語を基盤に認識を共有することです。「お前のいっていることがわかった。協力する」といい、仲間になった板長がいました。4年間もの戦いが1回の研修会で氷解したのです。嚥下食導入の壁は、じつは壁ではなかったのです。みなさんも、現場でがんばってください。

摂食嚥下障害患者への口腔ケア・歯科衛生士の役割

東京医科歯科大学大学院地域・福祉口腔機能管理学分野教授
松尾浩一郎（まつお・こういちろう）

口腔ケアの役割と重要性

誤嚥性肺炎は、摂食嚥下障害患者にとって全身状態を衰弱させる重篤な合併症であり、栄養管理においても誤嚥性肺炎の予防は重要です。口腔は栄養摂取にとって重要な器官である一方で、全身感染症の原因となる病原菌の温床にもなりやすい場所です。高齢の摂食嚥下障害患者では、無意識下で口腔病原菌が混在した唾液を誤嚥することにより誤嚥性肺炎が発症してしまいます。高齢の摂食嚥下障害患者にとって、唾液の誤嚥を完全に予防するのは困難ですが、口腔ケアを行うことで口腔内の衛生環境を改善し、誤嚥してしまう唾液の「質」を改善させることができます。

口腔アセスメント

口腔ケアを効果的かつ効率的に行うためには、まずアセスメントを行い、口腔環境を把握します。そのうえで、その状況に合わせてケアの頻度や手技を決めて実施するという手順となります。また、歯科衛生士とともに多職種連携で口腔ケアを行ううえでもアセスメントが有効活用できます。たとえば、口腔アセスメントにより口腔ケアが困難な症例を抽出し、歯科衛生士に依頼することで、歯科衛生士との協働で効果的かつ迅速に口腔衛生状態を改善することができます。

アセスメントシートを導入するにあたり重要なのは、評価が煩雑でなく、歯科医療者でない看護師や介護士が短時間で簡単に評価できることです。口腔ケアのアセスメントシートはいくつかありますが、本稿では、Chalmersらによって施設入所の要介護高齢者の口腔アセスメント用に作成されたOral Health Assessment Tool（OHAT）[1]の日本語版（OHAT-J）を紹介します[2]。これは、当科のホームページからもダウンロードして使用できます（**図1**）[3]。

OHATでは、口腔内の評価8項目（口唇、舌、歯肉・粘膜、唾液、残存歯、義歯、口腔清

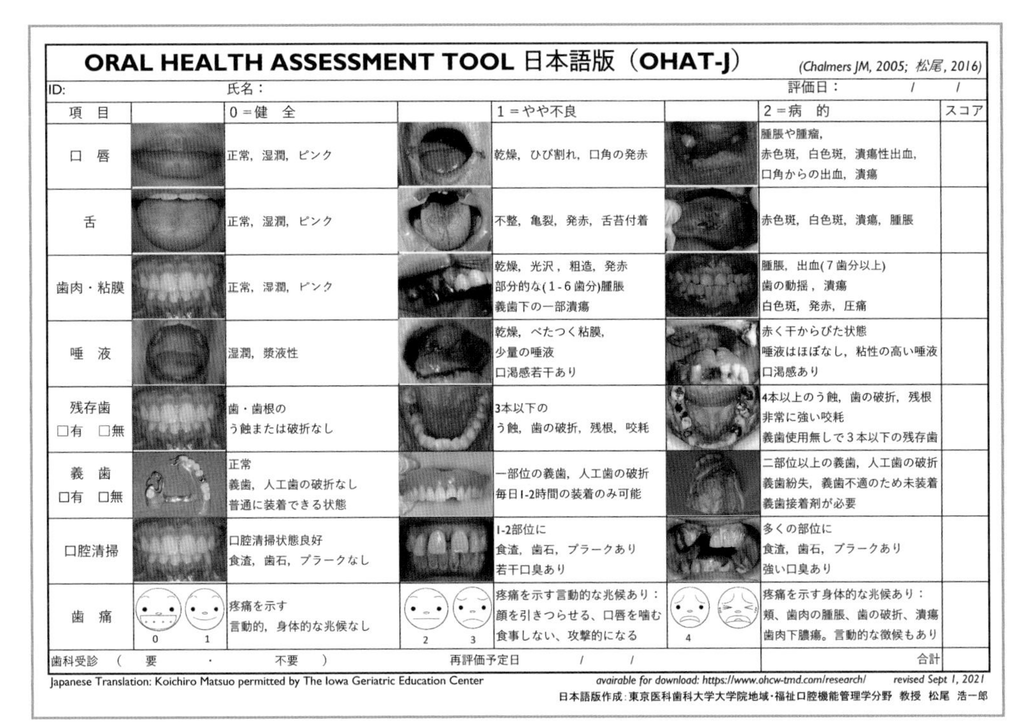

ORAL HEALTH ASSESSMENT TOOL 日本語版（OHAT-J） (Chalmers JM, 2005; 松尾, 2016)

ID:　　氏名：　　評価日：　/　/

項　目		0＝健　全		1＝やや不良		2＝病　的	スコア
口　唇		正常，湿潤，ピンク		乾燥，ひび割れ，口角の発赤		腫脹や腫瘤， 赤色斑，白色斑，潰瘍性出血， 口角からの出血，潰瘍	
舌		正常，湿潤，ピンク		不整，亀裂，発赤，舌苔付着		赤色斑，白色斑，潰瘍，腫脹	
歯肉・粘膜		正常，湿潤，ピンク		乾燥，光沢，粗造，発赤 部分的な(1-6歯分)腫脹 義歯下の一部潰瘍		腫脹，出血(7歯分以上) 歯の動揺，潰瘍 白色斑，発赤，圧痛	
唾　液		湿潤，漿液性		乾燥，べたつく粘膜， 少量の唾液 口渇感若干あり		赤く干からびた状態 唾液はほぼなし，粘性の高い唾液 口渇感あり	
残存歯 □有　□無		歯・歯根の う蝕または破折なし		3本以下の う蝕，歯の破折，残根，咬耗		4本以上のう蝕，歯の破折，残根 非常に強い咬耗 義歯使用無しで3本以下の残存歯	
義　歯 □有　□無		正常 義歯，人工歯の破折なし 普通に装着できる状態		一部位の義歯，人工歯の破折 毎日1-2時間の装着のみ可能		二部位以上の義歯，人工歯の破折 義歯紛失，義歯不適のため未装着 義歯接着剤が必要	
口腔清掃		口腔清掃状態良好 食渣，歯石，プラークなし		1-2部位に 食渣，歯石，プラークあり 若干口臭あり		多くの部位に 食渣，歯石，プラークあり 強い口臭あり	
歯　痛	0　1	疼痛を示す 言動的，身体的な兆候なし	2　3	疼痛を示す言動的な兆候あり： 顔を引きつらせる、口唇を噛む 食事しない、攻撃的になる	4	疼痛を示す身体的な兆候あり： 頬、歯肉の腫脹、歯の破折、潰瘍 歯肉下膿瘍。言動的な徴候もあり	
歯科受診（　要　・　不要　）				再評価予定日　/　/		合計	

Japanese Translation: Koichiro Matsuo permitted by The Iowa Geriatric Education Center　*avairable for download: https://www.ohcw-tmd.com/research/*　*revised Sept 1, 2021*

日本語版作成：東京医科歯科大学大学院地域・福祉口腔機能管理学分野　教授　松尾　浩一郎

図1 日本語版 Oral Health Assessment Tool（OHAT-J）（文献3より）

東京医科歯科大学大学院地域・福祉口腔機能管理学分野ホームページ上で公開している。

掃、歯痛）を、健全（0点）から病的（2点）までの3段階で評価します。OHATの特徴は、衛生状態の評価だけでなく、義歯の使用状況や破折の有無、う蝕の本数など咀嚼に関連する項目が含まれていることです。

口腔ケアの実際

口腔ケアの質は術者の手技によるので、術者間でむらが出ないように口腔ケアのやり方を病棟や施設内で統一しておくことで、口腔ケア手技の標準化につながります。ここでは口腔ケアの基本手技の流れを紹介します。

基本的には、口唇と口腔粘膜の保湿→乾燥した汚染物の軟化→歯面＆舌清掃→軟化された汚染物の除去→拭きとり→粘膜保湿の順（**図2**）で行っていきます。それに加えて、乾燥や出血がひどい場合や開口困難な場合には個別に対応します。呼吸状態が安定していない患者の口腔ケアを行う場合には、経皮的動脈血酸素飽和度（SpO_2）をモニターしながらケアを行います。分泌物を誤嚥しにくいような姿勢を心がけ、坐位が可能ならば坐位やファーラー位

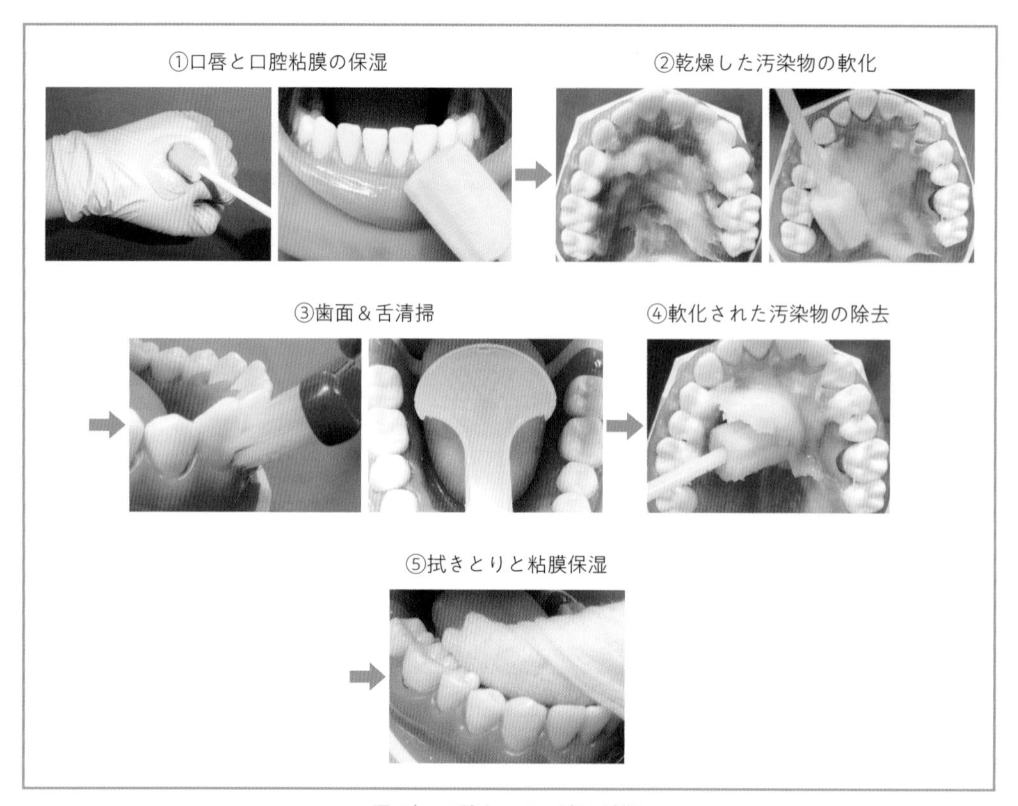

図2 口腔ケアの一連の手順

（半坐位）にて実施します。

口唇と口腔粘膜の保湿

口腔ケアが必要な患者は、口唇や口腔内が乾燥していることが多いです。開口に伴う口唇や口角の裂創形成の予防のためにも、はじめに保湿剤を使用して口唇や口腔内を潤します。口唇と口角へ口腔湿潤剤を塗布し、口腔内の乾燥している粘膜にも塗布していきます。

乾燥した汚染物の軟化

引き続き口腔乾燥が著明な場合には、口腔粘膜（口蓋・頬粘膜・舌）に付着している乾燥した剝離上皮や喀痰を軟化させるために、スポンジブラシで口腔湿潤剤を塗布します。口腔湿潤剤を塗布後、剝離上皮が軟化されるまで５分程度かかるため、その間に歯面清掃を行います。

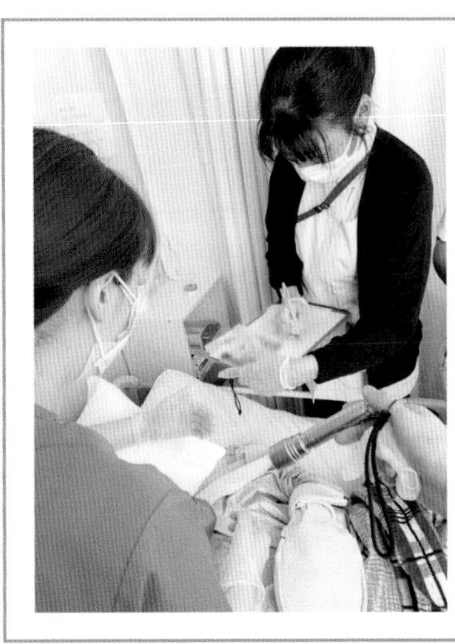

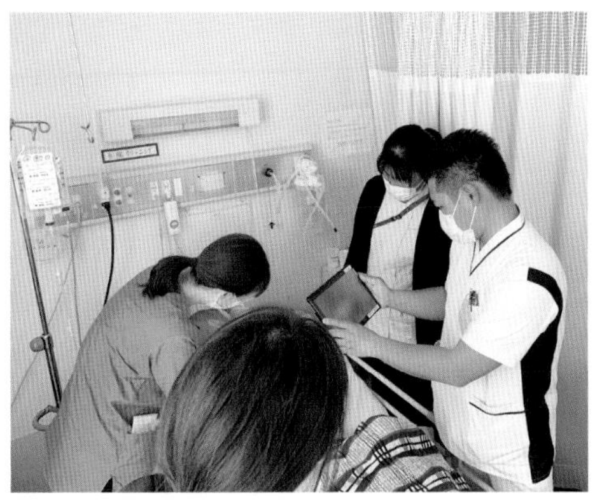

図3 病棟での看護師と歯科衛生士との口腔ケアラウンド風景

OHATでの評価の確認（左）。口腔ケア困難症例への口腔ケアのデモンストレーションを行い、情報共有用にその様子を記録している（右）。

歯面＆舌清掃

上下歯列の内外側を順番に磨いていきます。出血傾向がある場合や疼痛が強い場合には、やわらかい歯ブラシを使用します。口腔ケアによる刺激で分泌された唾液は、口腔内に掻き出されたプラークや食渣と混ざり汚染されます。その汚染された唾液を誤嚥させることがないように、適宜口腔内の吸引も行います。

軟化された汚染物の除去

歯面清掃終了後に、先に口腔湿潤剤を塗布していた粘膜のケアを行います。口腔湿潤剤によって軟化された汚染物は、スポンジブラシで口腔内の奥側から手前方向へ絡めとるように除去します。乾燥した剝離上皮は、十分に軟化されていないと、剝がす際に出血を起こす可能性があるため注意が必要です。舌は舌ブラシまたは歯ブラシを使用し、舌背上の味蕾などを損傷しないように、舌の後方から前方へなでるように清掃します。

拭きとりと粘膜保湿

口腔ケアによって口腔内の細菌が唾液と混ざり口腔内に溶出するため、口腔細菌数は一時的に増加します[4]。この汚染された分泌物を誤嚥すると肺炎の原因になるので、汚染物はきちんと回収しなければなりません。含嗽（がんそう）が可能な場合には、含嗽を実施してもらいます。含嗽できない場合や誤嚥のリスクが高い場合は、無理に含嗽させずに口腔ケア用のウエットティッシュなどを用いて歯の表面や口腔粘膜などを清拭し、口腔内の細菌を回収します[4)]。最後に口唇や口腔内へ口腔湿潤剤をうすく塗布し終了です。

歯科衛生士の役割

口腔ケアを効果的に行うためには、歯科専門職との連携が重要になります。経口摂取ができない摂食嚥下障害患者の口腔内は汚染や乾燥が進行し、廃用で機能低下に陥りやすい状態にあります。しかし、適切な口腔ケアや保湿ケアによりその悪化を予防できます。歯科衛生士による口腔ケアの勉強会を行うことで、手技の標準化やボトムアップが図れます。

また、歯科衛生士と一緒に病棟をラウンドすることで、口腔ケアの困難症例のケアやアセスメントのコツなどをOn the Jobで学ぶことができます（**図3**）[5)]。義歯の不適合なども発見することができ、歯科医師による義歯修理や製作によって食形態の向上につながることもあります。効果的な多職種連携が口腔ケアの質の向上へとつながります。

引用・参考文献

1) Chalmers, JM. et al. The oral health assessment tool : validity and reliability. Aust. Dent. J. 50（3), 2005, 191-9.
2) 松尾浩一郎ほか．口腔アセスメントシート Oral Health Assessment Tool 日本語版（OHAT-J）の作成と信頼性，妥当性の検討．日本障害者歯科学会雑誌．37（1），2016，1-7.
3) 東京医科歯科大学（TMDU）大学院地域・福祉口腔機能管理学分野．OHAT について．（https://www.ohcw-tmd.com/research/ohat.html，2022 年 6 月閲覧）．
4) Ikeda, M. et al. Effective elimination of contaminants after oral care in elderly institutionalized individuals. Geriatr. Nurs. 35（4), 2014, 295-9.
5) 荒井昌海ほか．老人介護保健施設における口腔衛生管理の長期的効果：Oral Health Assessment Tool スコアでみた変化．老年歯科医学．35（1），2020，52-60.

第3章

摂食嚥下リハビリテーションに対する算定と加算・チーム連携

摂食嚥下リハビリテーションに関する算定と加算・多職種連携

東邦大学医療センター大森病院栄養治療センター副部長・嚥下障害対策チーム／
東邦大学医学部口腔外科学准教授
関谷秀樹（せきや・ひでき）

摂食嚥下機能回復体制加算とは

本稿では、摂食嚥下チーム設置による診療報酬の「加算」に関する部分と、摂食嚥下チーム以外のスタッフとの連携について解説します。

「摂食嚥下支援加算」から「摂食嚥下機能回復体制加算」へ

2020年4月に診療報酬に新しく組み込まれた「摂食嚥下支援加算」[1]ですが、せっかくのこの加算を算定できない病院がたくさんあると聞いています。摂食嚥下障害に対するチーム医療のかたちについては、さまざまな病院の方策をみてきましたが、どうしてもある一つの職種に業務が集中してしまっている施設が多いようです。経口摂取可能かどうかの判断や、リハビリテーション（リハ）の方法は、いろいろな職種の意見を聞きながら、知識と技術を統合して行う必要があります。

この加算の狙いは、個人で「口から食べられない」と判断するのではなく、チーム医療により食べられる可能性を追求することにあります。注意すべきは、加算を算定するためにチーム編成をするのではなく、一医師の判断だけで経口摂取可能か否かを決めず、嚥下内視鏡検査（videoendoscopic evaluation of swallowing；VE）や嚥下造影検査（videofluoroscopic examination of swallowing；VF）の結果をもとに多職種でかかわり、上記の狙いを達成させることを目標にバランスのよいチームを編成すべきだということです[2〜8]。そして、急性期病院から後方支援病院や介護施設、在宅へと摂食嚥下チーム同士でつなげることが理想形となります。

その後、2022年の改定で、「摂食嚥下機能回復体制加算」と名前を変え、施設基準の見直しや体制による点数の細分化などが行われました。これは、2020年以降加算を算定した施設が、回復期リハ病院の約1割程度であったことに起因しています[9]。2022年改定の要旨は、摂食嚥下チーム結成を阻害する構成員要件の見直し、療養・リハ病床や訪問診療において摂

表1 2020年度と2022年度加算の施設基準の違い

	専任職種（常勤に限る）	算定施設基準	回復指標
2020年度 摂食嚥下支援加算 200点（週1回）	医師または歯科医師、 経験5年かつ 研修修了看護師、言語聴覚士、 薬剤師および管理栄養士	嚥下内視鏡または 嚥下造影による評価	FOIS
2022年度 摂食嚥下機能回復体制加算 加算1：210点 加算2：190点 加算3：120点 （いずれも週1回）	加算1：医師または歯科医師、研修修了看護師または専従言語聴覚士、管理栄養士 加算2：加算1と同じ 加算3：医師、看護師または言語聴覚士	嚥下内視鏡または嚥下造影による評価 加算1：専任職種達成＋経管・静脈栄養からの経口摂取回復率35%以上 加算2：専任職種達成 加算3：専任職種達成＋経管・静脈栄養からの経口摂取回復2名以上	FIM および FOIS

注釈
2022年度の改定では、リハビリテーション病院や療養病床において経管栄養や静脈栄養の抜去率が低いことを受けて、チーム結成の抵抗因子を軽減し、加算を算定する施設を増加させる目的で「加算3（120点）」という項目をつくったと思われる。経口摂取評価としてFOIS（functional oral intake scale）、FIM（functional independence measure）によるADL評価の記録を義務づけている。
施設基準において求める看護師の「摂食嚥下障害看護に係る適切な研修」は、具体的には、現時点では、日本看護協会の認定看護教育課程「摂食嚥下障害看護※」または「脳卒中看護※」が該当する（※平成30年度の認定看護師制度改正前の教育内容による研修を含む）。

食嚥下対策がすすんでいない点における強化（加算3）、と考えられます。2020年と2022年の比較を**表1**にまとめています。

薬剤師は、初回の施設基準では必須専任メンバーとして名を連ねていました。しかし、改定により薬剤師の専任という縛りがなくなってしまいました。結成を阻害する職種は、多い順に認定看護師、歯科衛生士、言語聴覚士であったにもかかわらず、薬剤師が施設基準から外れてしまったことに疑問を感じます。当院では、嚥下チームに専任として薬剤師の参画があり、カンファレンス時には大活躍しています（**58ページ**）。

摂食嚥下チームによる「加算」算定は、加算をとるためにチームを結成するというより、むしろチームの各職種をしっかりと「つなぐ」という効果があると思います。以下ではまず、2020年導入の摂食嚥下支援加算の算定要件[2)]から解説します。

摂食嚥下支援加算の概要、2022年度改定における変更点

2020年度診療報酬改定では、H004「摂食機能療法（1日につき）」に「摂食嚥下支援加算」が新設されました。これは、2019年度までの「経口摂取回復促進加算」の多職種連携による

チーム医療の強化を目的とした改定です。従来の加算は、1回の摂食機能療法（185点）に20点を加算していましたが、この改定では、VEまたはVFを行っている場合、週に1回以上の指定職種による多職種カンファレンスを行うことで週に200点を加算できるようになりました。従来の20点の加算を7日間算定するより病院収益に貢献できます。

2022年度改定では、加算1〜3の施設基準に細分化して、点数も210点、190点、120点まで施設基準によって差がつけられました。

2022年度改定における施設における算定要件

施設における算定要件は以下のとおりです。

(A) 構成員（施設基準）（後述）を満たした「摂食嚥下支援チーム」の対応により摂食機能または嚥下機能回復が見込まれる患者に対し、指導管理を行う。

(B) VEまたはVF（発効後の疑義解釈では、他院で検査した場合も含まれ、検査実施日と施設名を摘要欄に記載する）の結果に基づき、摂食嚥下支援計画書を作成または、摂食機能療法計画書の見直しを行い、患者・家族に交付、写しを診療録へ添付する。

※VEまたはVFは1ヵ月に1回以上行い、その結果を踏まえ、週1回以上のカンファレンスを行う（その際に加算する）。

(C) カンファレンスにおいては、診療録へは、摂食機能療法の効果評価（基本的にはFOIS［functional oral intake scale］を用いる）やVE/VF検査結果、日常生活動作（activities of daily living；ADL）の指標として機能的自立度評価表（functional independence measure；FIM）の変化、カンファレンスの概要を記載し、レセプトの摘要欄には、VE/VF実施日とカンファレンス実施日を記載する。

2022年度改定における構成員

施設基準における構成員は、専任である必要があります。「専任」とは一般的に、エフォート（職務内の比重）が概して50％以上あることを示します。構成員は、①常勤医師または常勤歯科医師、②摂食嚥下機能障害を有する患者の看護に従事した経験を5年以上有し、摂食嚥下障害看護に係る適切な研修（現時点では、日本看護協会の認定看護教育課程「摂食嚥下障害看護」または「脳卒中看護」が該当）を修了した専任の常勤看護師、③常勤言語聴覚士（経口摂取回復促進加算で届け出ていた専従者［エフォート100％］が構成員の場合は、看護師を構成員に含まなくてもよい）、④常勤管理栄養士です。歯科衛生士は、歯科医師の指示のもとに口腔衛生処置を行うため、その参加は、歯科医師の参画により構成員となります。

表2 FOIS（functional oral intake scale）（文献10より引用）

Level	状態
1	経口摂取なし
2	経管栄養と、わずかな量の食事
3	経管栄養と、均一な物性の食事（ゼリー食、ペースト食など）の併用
4	均一な物性の食事のみ（経管栄養の併用なし）
5	さまざまな物性の食事を経口摂取しているが、特別な準備などが必要（例：きざみ食のとろみかけなど）
6	特別な準備は不要だが、特定の食品の制限がある（軟菜食など）
7	常食の経口摂取（制限なし）

FOIS

FOISによる経過記録が、チーム医療介入の効果を示す指標として用いられています。経口摂取の状態がどのように変化したかひと目でわかる指標です（**表2**）[1]。加算を算定した場合、施設申請の際にこの指標を用いて介入の効果を当該地域の厚生局などに申告する必要があるので注意が必要です。この算定を行っていることを「オプトアウト（院内に掲示してその概要を伝達して包括同意を得る）」する必要があります（**図**）[2]。そして、摂食嚥下支援計画書の策定が必須です。

NST加算と摂食嚥下機能回復体制加算[6]

栄養サポートチーム（nutrition support team：NST）と嚥下チームの理想的な協働について解説します。多くの病院では、NST活動の延長線上に嚥下評価があり、嚥下リハがあると思います。すなわち、NST活動と嚥下支援は、同じ職員が両チームに重複して所属しているところが多いのではないかと推測します。NST加算にも算定要件と施設基準があり、摂食嚥下機能回復体制加算にも前述したように算定要件と施設基準があります。同じスタッフが行った場合、問題はないのでしょうか？

NST加算（週1回：200点）では、1チームで30人以上の栄養サポートを行う場合、NSTの4職種のうち1名は専従であり、摂食嚥下支援加算においては専任が必須です。そのため、NST専従の1名が、加算算定における摂食嚥下チームの構成員になることはできません。ま

嚥下障害対策チームのお知らせ

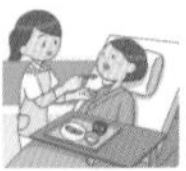

【嚥下障害対策チームとは】
嚥下障害対策チームは、医師、歯科医師、看護師、言語聴覚士、薬剤師、管理栄養士、作業療法士、歯科衛生士から構成される多職種協働のチーム医療です。摂食・嚥下障害を有する患者さんに対し、専門的な知識を持ち寄り、患者さんのために効果的な摂食嚥下リハビリテーションを検討し、提供します。

【対象】
入院時に、当院規定の嚥下スクリーニングを行い、病棟看護師による嚥下評価で嚥下機能の低下が疑われた方は、主科担当医より、「入院嚥下外来口腔外科・耳鼻科」へ依頼が出て回診します。

【業務内容】
入院患者の嚥下障害を、嚥下訓練や食形態・摂食方法などの工夫を行いながら、NST（栄養サポートチーム）とも連携し、「栄養改善」「経口摂取」の両面から、高度な栄養治療を行います。また、誤嚥・窒息予防に努めます。

【専任構成メンバー】 2020年4月現在
口腔外科（チーム長：栄養治療センター・NSTメンバー）
耳鼻科・神経内科・リハビリテーション科・消化器外科　医師
摂食・嚥下障害看護認定看護師2名
NST/嚥下係　リンクナース看護師（各病棟配置）
薬剤師
管理栄養士
言語聴覚士
作業療法士
歯科衛生士

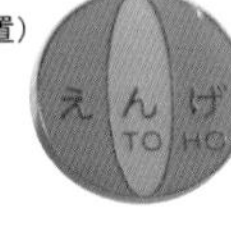

ご不明な点がございましたら病棟スタッフにお声かけ下さい。

※当院の嚥下障害対策チームは、厚生労働省の提示する施設基準を満たしているため、「摂食嚥下支援加算」を算定しています。

栄養治療センター副部長
嚥下障害対策チーム担当　関谷秀樹

図　当院で掲示しているオプトアウト用ポスター（文献2より）

た、NSTと嚥下チームをかけもちする専任職種がいる場合、その人はNST活動と嚥下チーム活動以外の仕事をしてはいけないことになります。厳密にいえば、両方の加算算定時には基本的に重複は考えにくいということになります。

当院栄養治療センターにおけるNSTと嚥下チームの協働[6)]

チームの協働で、もっともウエイトが大きいのは、胃瘻などの栄養ルートを設定するべきか否かの判断です。嚥下造影・内視鏡で明らかに経口摂取が不可能であると判断される場合はよいのですが、経口摂取により必要十分な栄養をとれるか否か微妙な場合や、自施設での最終食形態が退院先（自宅、施設、病院）で再現可能かが問題となります。自施設の嚥下訓練食の細かな設定によって経口摂取で必要な栄養量をとれたとしても、転院先や施設、自宅でその食形態を再現できなければ、経口摂取できないまま退院するのと同じです。その際のカンファレンスは、通常は各チーム内でのカンファレンス結果をチーム間で共有することが重要ですが、これが意外と簡単ではありません。当院では、患者の名前をあげればすぐカンファレンスになるよう、隣に座っている摂食・嚥下看護認定看護師が情報を共有しており、速やかなNST活動が可能です。

胃瘻造設時嚥下機能評価加算[6)]

嚥下チームとの協働で重要なのは、胃瘻造設時嚥下機能評価加算です。「胃瘻造設前に嚥下造影又は内視鏡下嚥下機能検査による嚥下機能評価を実施し、その結果に基づき、当該保険医療機関に配置されている医師が胃瘻造設の必要性、今後の摂食機能療法の必要性及び方法、胃瘻抜去又は閉鎖の可能性等について患者又はその家族等に十分に説明及び相談を行った上で胃瘻造設術を実施した場合に算定する」とされており、1件あたり2,500点が胃瘻造設術に加算されます。

施設基準はハードルが高く、胃瘻造設の年間件数や経口摂取回復率の報告、所定の研修を受けた医師による事前の嚥下内視鏡評価、多職種カンファレンス、計画書の本人・家族へのインフォームドコンセントが義務づけられており、当院では算定しています。嚥下機能をしっかり評価して、胃瘻造設の適応を決めるのは、とても重要なことだと考えています。

引用・参考文献

1) 関谷秀樹．摂食嚥下支援加算．日本医師会雑誌．149（12），2021，2179.
2) 関谷秀樹ほか．摂食嚥下支援加算のための摂食嚥下チームのつくり方：摂食嚥下支援加算と嚥下チーム．ニュートリションケア．14（9），2021，874-8.
3) 山崎香代ほか．摂食嚥下支援加算のための摂食嚥下チームのつくり方：看護師がつなぐ，嚥下障害対策の各科連携．ニュートリションケア．14（10），2021，976-81.
4) 中村芽以子ほか．摂食嚥下支援加算のための摂食嚥下チームのつくり方：嚥下チームで活躍する管理栄養士に！ニュートリションケア．14（11），2021，1080-4.
5) 関谷秀樹ほか．摂食嚥下支援加算のための摂食嚥下チームのつくり方：東邦大学大森病院・嚥下チームは，なぜ仲よしか？ニュートリションケア．14（12），2021，1174-9.
6) 平澤数馬ほか．摂食嚥下支援加算のための摂食嚥下チームのつくり方：NSTとの理想的な連携と薬剤師が摂食嚥下チームに必要な理由とは？ニュートリションケア．15（1），2022，82-7.
7) 関谷秀樹ほか．摂食嚥下支援加算のための摂食嚥下チームのつくり方：訪問診療における嚥下チームと医歯薬連携．ニュートリションケア．15（2），2022，178-83.
8) 関谷秀樹ほか．摂食嚥下支援加算のための摂食嚥下チームのつくり方：嚥下チームのつくり方とこれからの課題．ニュートリションケア．15（3），2022，266-71.
9) 厚生労働省．“個別事項（その4）について：総-7-2”．中央社会保険医療協議会総会（第497回）議事次第．（https://www.mhlw.go.jp/stf/shingi2/0000212500_00120.html，2022年6月閲覧）.
10) Crary, MA. et al. Initial psychometric assessment ofa functional oral intake scale for dysphagia in stroke patients. Arch. Phys. Med. Rehabil. 86（8），2005, 1516-20.
11) 厚生労働省．“摂食嚥下支援加算の見直し”．令和4年度診療報酬改定の概要．137-9.（https://www.mhlw.go.jp/content/12400000/000943459.pdf，2022年6月閲覧）.

他院、他施設、在宅との情報共有の際に管理栄養士が注意すること

東京医療保健大学医療保健学部医療栄養学科教授
小城明子（こじょう・あきこ）

施設・職種間での情報共有の重要性

摂食嚥下障害者の食事にかかわる施設・職種間での情報共有は、昨今の診療報酬や介護報酬の改定でその意義・重要性が示されているとおり、シームレスな摂食嚥下リハビリテーション（リハ）栄養にたいへん重要です。入院・転院や施設への再入所時の引き継ぎとしての情報提供はもちろん、併用利用の場合には可能な範囲で栄養ケアプランも共有しましょう。

学会分類を活用した情報共有

摂食嚥下リハの観点からは、摂食嚥下機能に適切な食事の性状やとろみの程度および食事摂取状況の情報は必須です。食事の性状やとろみの程度については、共通言語として、日本摂食嚥下リハビリテーション学会が作成した嚥下調整食の分類を使用します。分類には、中途障害者向けの「日本摂食嚥下リハビリテーション学会嚥下調整食分類 2021」（学会分類 2021）[1] と、発達期障害児（者）向けの「発達期摂食嚥下障害児（者）のための嚥下調整食分類 2018」[2] の 2 種類があります。成人が主たる対象となる施設においては「学会分類 2021」が利用されると思いますが、成人であっても、発達期における障害、すなわち成人の摂食嚥下機能未獲得者においては、後者のほうが適当な場合があります。以下、本稿においては、「学会分類 2021」に沿った記載をしますが、発達期障害の場合であっても同様の考え、理解とします。

他施設と情報共有するにあたり、まず自施設の食事の性状、とろみの程度の確認を行い、学会分類と照らし合わせておかなくてはなりません。各施設においては、学会分類にあるすべてのコード・段階をそろえておく必要はなく、また細分化してもかまいません。ただし、細分化した場合には、それらの違いを明確に説明できるようにしておきます。

また、各コード・段階においても性状の範囲が広いため、たとえば「コード 3」の場合で

施設名	コード 1j	コード 2-1	コード 2-2	コード 3	コード 4	とろみ調整食品 ゲル化剤
A 病院	写真 開始食 2		写真 開始食 3	写真 移行食 1	写真 移行食 2	□□□ ○○○○
B 老健			写真 ペースト食	写真 ソフト食	写真 軟菜食	△△△ ○○○○

図 1 地域の嚥下調整食対応表例

A 病院ホームページ

食種名：○○食
コード：コード 3 中心
対応 UDF：舌でつぶせる
対象者の目安：咀嚼困難な人
食事内容：全粥、主菜、副菜（コード 2-1）、汁もの（うすいとろみ、具なし）、デザート（コード 1j）
主菜性状：舌と上あごでつぶれるやわらかさ、とろみのついたソースかけ
使用食具：スプーン
栄養量：1,400kcal
写真

B 病院ホームページ

食種名：△△食
コード：コード 3
対応 UDF：舌でつぶせる
対象者の目安：咀嚼困難な人
食事内容：全粥ゼリー、主菜、副菜、デザート
主菜性状：舌と上あごでつぶれるやわらかさ（ムース状）
使用食具：スプーン
栄養量：1,200kcal
写真

図 2 共通様式による情報の開示例

あっても、その表記だけにとどめず、特徴を併せて整理しておくことが望ましいです。とくにコード2およびコード3は、給食施設により性状が大きく異なる印象があるため注意しましょう。

施設間での情報共有方法と注意点

情報共有にあたっては、栄養情報提供書（サマリー）にこれらを記載するという方法だけでなく、日ごろから近隣の連携している施設で協働し、各施設の嚥下調整食の一覧および対応表を作成しておくとよいでしょう（**図 1**）。併せて、嚥下調整食の調整に使用しているゲル

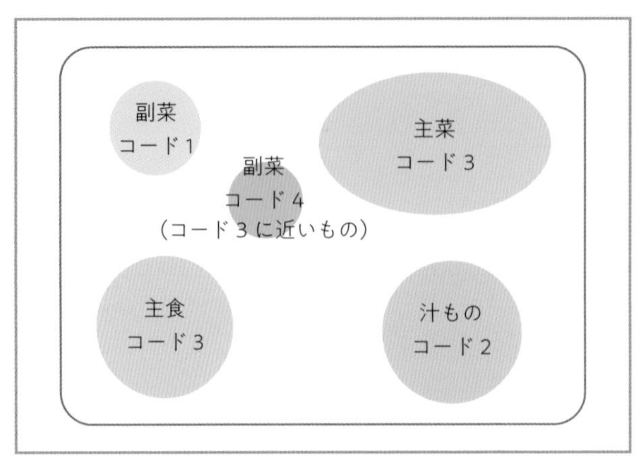

図3 コードの組み合わせ例

化剤やとろみ調整食品、提供可能な栄養補助食品の情報も共有しておきます。試食を含めた交流の場を設定しておくと、顔のみえる関係もでき、スムーズな連携につながります。

一覧表や対応表以外にも、共通様式を用いて各施設のホームページ上に取り扱っている嚥下調整食の情報を開示している地域もあります（**図2**）。医療・介護職だけでなく、喫食者やその家族にも有用な情報となります。

なお、学会分類は性状の分類であり、食種分類ではありません。コードの移行、食事としての楽しみなどを考慮し、可能な範囲で1食を複数の性状で構成することを推奨しています。摂食嚥下障害のない人の食事も複数の食感の料理から構成されているように、コード3が摂取可能な場合は、主菜はコード3で、副菜はコード1や2のものや、コード3に近いコード4を可能な範囲で取り入れます（**図3**）。この場合、情報提供時には、単にコード3とするだけでなく、コード3を中心にコード1～4を提供していることを伝えましょう。

引用・参考文献

1) 日本摂食嚥下リハビリテーション学会嚥下調整食委員会. 日本摂食嚥下リハビリテーション学会嚥下調整食分類2021. 日本摂食嚥下リハビリテーション学会雑誌. 25 (2), 2021, 135-49.
2) 日本摂食嚥下リハビリテーション学会医療検討委員会. 発達期摂食嚥下障害児（者）のための嚥下調整食分類 2018. 日本摂食嚥下リハビリテーション学会雑誌. 22 (1), 2018, 59-73.

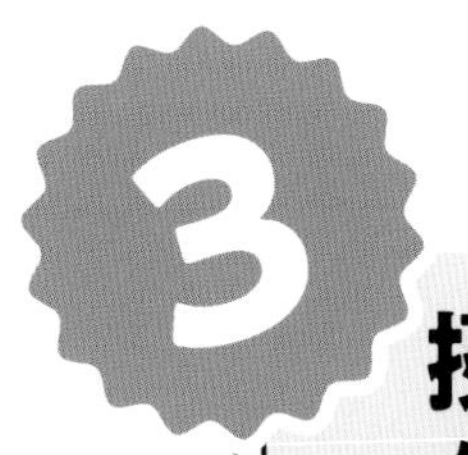

摂食嚥下障害のリハビリテーション・ケアをチームで行う際の今後の課題と期待

東邦大学医療センター大森病院栄養治療センター副部長・嚥下障害対策チーム／
東邦大学医学部口腔外科学准教授
関谷秀樹（せきや・ひでき）

チーム編成での悩み、解決します！[1)]

筆者は、他院からの嚥下チーム立ち上げの悩み相談を行っています。病院名はいえませんので、以下は物語としてお読みください。

不和が生じるパターン①

まずは、一人の先生が患者を抱えてしまうさまざまな場合です。「自分で何とかしよう」「ほかの先生に相談するのが恥ずかしい」など理由はさまざまですが、せっかくチームカンファレンスの場があるのですから、重症でなくても、無理だろうなと思っても、とにかく患者をそこへもち込むことが、「気づき」を呼びます。医療安全でも同じですね。医療事故は、さまざまな職種が、さまざまな視点から確認と注意をくり返すことによって防ぐことができます。しかし、その先生の士気を下げないような工夫も必要です。そこは、動きのよい管理栄養士や言語聴覚士、摂食嚥下看護認定看護師の「つなぐ」腕のみせどころでしょうか。

不和が生じるパターン②

筆者が嚥下チームづくりで相談を受ける病院のいくつかは、複数の診療科が嚥下障害患者を別々に分かれてみています。脳卒中は○○科、高齢者は××科、小児新生児は△△科のようにです。さらに言語聴覚士は○○科、認定看護師は××科、管理栄養士は△△科につき、これまた医療スタッフのあいだでも分断をまねいています。危険なのは、嚥下障害の場合は一つの診療科に患者の偏りがあることで、ほかの診療科や医療スタッフがかかわらなくなることです。ほかの診療科の先生の診察や言語聴覚士がリハビリテーション（リハ）すれば打開したのに、結局「食べられない」で終わってしまっては、患者が不幸になります。

そこで厚生労働省は、「加算」をつけることで、さまざまな職種、さまざまな診療科で診ることを普及させようとしたのです。これを契機に、合同でカンファレンスをして、すべての患者の加算を算定しながら融和を図ってほしいものです。分断を解消するチャンスです。

嚥下関連での不安は「窒息事故」[2)]

「かみやすさ」と「飲み下しやすさ」は、別問題

当院で嚥下チームを立ち上げた当初は、当時の執行部のなかには「高度急性期病院には嚥下リハは不要なのではないか？」という意見もあり、言語聴覚士すら常勤でありませんでした。しかしながら、私たちは高度急性期病院であるからこそ、在院日数を増やしてしまう「不必要な食止めと、誤嚥窒息事故」を回避しなければならない、という鷲澤尚宏NSTチェアマン（当時）と筆者の一致した見解のもと、充実した嚥下チームを創設することが必要不可欠だと考えました。その後、不必要な食止めの回避と、誤嚥性肺炎の予防・発症率の低下に関しては達成できたと考えていますが、いまだに窒息事故はゼロにはなりません。公益財団法人日本医療機能評価機構の「医療安全情報No.170（2021年1月）」では、「咀嚼・嚥下機能が低下した患者に合わない食物の提供」として、窒息事例が国内で多いことについて警鐘を鳴らしています。そこでは、軟菜食・全粥食など、やわらかいイメージの食品なのに、パンややわらかくない副食が提供されてしまっていることを中心に解説されています。しかし、意外にもこれは、多くの病院で慣例になってしまっていた食物提供事例であり、「咀嚼」と「嚥下」を混同していることが問題なのです。「かみやすさ」と「飲み下しやすさ」は別問題だという意識をもつ必要があります。パン提供という悪習慣を断ち切るには、よい啓発だと思います。

当院の誤嚥窒息事故予防

当院でも、システマティックに誤嚥・窒息事故を制御しています。「Myステーション（入院センター）（**図1**）における誤嚥窒息リスクスクリーニング」です。**表1**の窒息リスクと思われる既往歴のある患者にタグづけをして、病棟に上がった際に注意喚起・嚥下評価するシステムです。これは、各病棟の嚥下係りリンクナースシステムとともに、誤嚥窒息事故予防の主軸となっています。しかし、このダブルチェックには弱点がありました。一つは救急救命センターへの緊急入院、もう一つは「コロナ禍」でした。前者では、救命救急病床から一般病棟へ転棟する際に、「Myステーション」と「嚥下係りリンクナース」の両方のチェックが外れてしまうという盲点がありました。転棟した一般病棟の看護師は、すでに救命センターで嚥下評価されていると思い込んでしまうのです。これについては、双方のチェックが必要なことを年2回の「嚥下係り会」で周知していますが、なかなか漏れがなくなりません。

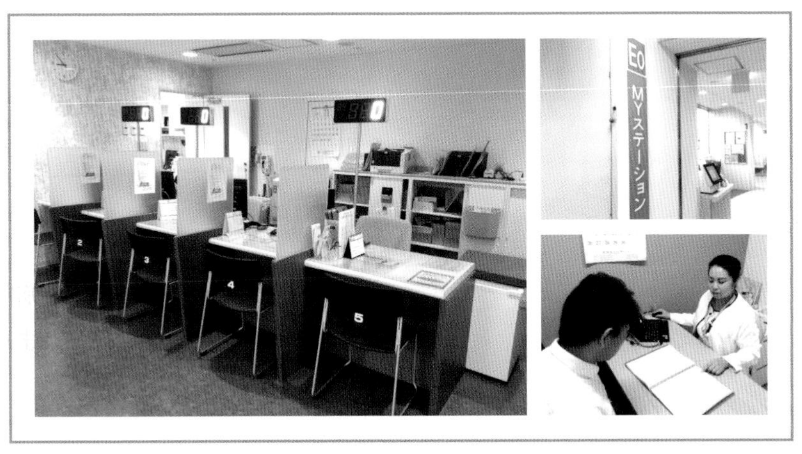

図1 MYステーション（入院センター）嚥下障害リスクチェックシステム
（文献2より）

表1 窒息リスクのある既往歴（文献2より）

①1ヵ月以上の食止めおよび、75歳以上で2週間以上の食止め患者
②陳旧性ないし急性の脳血管障害
③嚥下障害症状を来す変性性神経疾患、神経筋疾患
④認知症、精神神経科疾患
⑤胃食道逆流を来しうる消化器疾患
⑥口腔咽頭、食道、縦隔腫瘍およびその術後患者（反回神経麻痺を含む）
⑦気管切開、経鼻経管栄養を行っている患者
⑧嚥下性肺炎を疑うエピソードがあった場合（嚥下評価は肺炎治療後）
・夕方からの37.5℃以上の間欠的発熱
・CRP上昇、WBC 9,000/μL以上
・胸部XP、CT画像上、肺胞浸潤影を認める
・喀痰増加など気道症状の悪化

コロナ禍は、嚥下障害の敵!? [2)]

少ないとはいえ、当院でも窒息事例はありました。しかし、前述のダブルチェックシステムで、2019年にはなんとゼロ件になったのです！ しかし、喜んだのもつかの間、新型コロナウイルス感染症が大流行しました。その結果、2020年の集計では事例が「急増」してしまったのです。医療安全カンファレンスを行った結果、やはり感染対策に意識が集中したこと、コロナ対応や濃厚接触事例でスタッフが不足した、係り会などの集合して実習したり話し合ったりする場が失われコミュニケーションが少なくなったことなどが原因として考えられました。そのほか、事例の検証結果と対策を**表2**に示します。やはり、不眠・不穏時の投薬後

表2 窒息事例の検証と対策（文献2より）

検証	対策
①朝食に注意が必要（前日夕以降の投薬後の意識レベル低下） ②不眠・不穏などに対する、意識レベルを低下させる投薬に注意 ③「パン」といわれているが、それだけではなかった（米飯やきざみ食なども） ④入院時「嚥下に問題なし」という患者が、入院中に病態が悪化して誤嚥する事例があった ⑤嚥下障害が判明している患者は、詰まるようなものを食べていない ⑥口腔認知（食塊認知）障害による多量摂取がある ⑦観察できていない舌運動低下や咳反射の低下がある ⑧（義歯不適で咀嚼が長く）嚥下後吸気相になることがある	●経口摂取前に覚醒を図る工夫を（講話や体操など） ●夜間不眠・不穏時の投薬を行ったら、翌日の朝食は注意する ●付着性のある食品は避け、パサパサならとろみを付与する ●一口量が多くならないように注意する（カレースプーンは大きい） ●口腔咽頭乾燥があれば、口腔保湿ケアを行ってから食べさせる ●嚥下後が吸気相になってしまう人に注意する（話し食べや義歯不適） ●早食いにならない（嚥下を確認して次の一口を） ●医療者の窒息対策（ハイムリッヒ法など）を訓練する ●リアルタイムな正しい嚥下評価とそれに合致した食形態の提供（できれば嚥下障害患者のモニタリング）を行う ●嚥下障害患者の食事介助はマンツーマンで行い、かけもちしない

の最初の食事において窒息の可能性を意識すべきであることがわかりました。嚥下チームには、やはり薬剤師の参加が必要です。

服薬後の残薬には口腔咽頭乾燥が関与か？[2)]

これはエビデンスが十分ではないのですが、口腔咽頭残薬については、口腔咽頭乾燥が関与しているのではないかと思っています。「口腔剝離上皮膜」という用語はご存じですか？口腔～咽頭部までが乾燥しているサインで、唾液や喀痰などの分泌物が膜状に固まっているものを指します（**図2**）。これをみたら、口腔保湿ケアである「非経口摂取患者口腔粘膜処置」を歯科衛生士にお願いしましょう。嚥下チームには、経口摂取開始前の「食べるための口づくり」を行う歯科衛生士も必須だと思っています（歯科医師の指示で口腔衛生処置を行うため、治療計画を立案する歯科医師が必要）。

加算算定数が今一歩伸びてこない理由[2)]

準備がととのっている当院でも、加算が思うように増えてきません。それは、FOIS

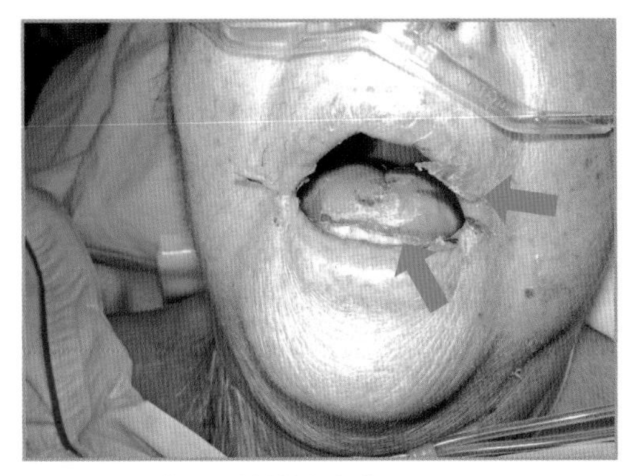

図2 口腔剝離上皮膜（文献2より）

(functional oral intake scale）や機能的自立度評価表（functional independence measure；FIM）の平均値が加算算定により上昇していく（食事や日常生活動作［activities of daily living；ADL］レベルが上がる）か否かという結果報告を、厚生労働省にしなければならないからです。チーム介入により確実に経口摂取へ向かうことが求められています。当院では、初診医師（耳鼻咽喉科と口腔外科）が嚥下内視鏡検査（videoendoscopic evaluation of swallowing；VE）や嚥下造影検査（videofluoroscopic examination of swallowing；VF）を行った結果により、医師が加算診療計画書を記載して起票し、認定看護師にカンファレンスをするように伝えることが原則です。認定看護師は、その計画書をもとに、木曜日の全体カンファレンスにもち込み、多職種で討論しています。その結果で、起票された計画書を確定とし、加算を算定します。しかし問題は、もち込まれる症例が意外に少ないことです。たとえば、耳鼻咽喉科で月曜にVEを行い、「経口摂取問題なし」と判断されるようなケースはカンファレンスにあがってきませんし、逆に「これはどうやっても経口摂取は不可能」と判断されるケースは、そこで終わってしまいます。こうした症例をカンファレンスにあげるのは、つなぎ役の腕のみせどころです。後者は、時間経過で全身状態が改善したり、多職種でみることで食形態が向上する可能性があるかもしれませんし、チーム介入しても向上しない場合はFOISやFIMが下がってしまい、加算申告にマイナス効果です。ここがむずかしいところです。

引用・参考文献

1）関谷秀樹ほか．摂食嚥下支援加算のための摂食嚥下チームのつくり方：東邦大学大森病院・嚥下チームは，なぜ仲よしか？ ニュートリションケア．14（12），2021，1174-9.

2）関谷秀樹ほか．摂食嚥下支援加算のための摂食嚥下チームのつくり方：嚥下チームのつくり方とこれからの課題．ニュートリションケア．15（3），2022，266-71.

MEMO

第4章

嚥下調整食と直接訓練

嚥下調整食とは

国立研究開発法人国立国際医療研究センター病院
リハビリテーション科診療科長／医長
藤谷順子（ふじたに・じゅんこ）

嚥下調整食の歴史

嚥下調整食の歴史は、嚥下障害のリハビリテーション（リハ）の歴史と重なります（**図1**）。嚥下障害のリハの初期の論文でも食形態について言及があり、もっとも初期の嚥下障害のテキストであるSteefelの教科書（1981年）でも、5段階の嚥下障害食（当時の日本語訳は嚥下調整食という名称ではなかった）が提示されています。わが国でも、1988年にリハ看護の論文に嚥下障害食が登場し、また、「介護食」という語も報告されています。1994年には、当時の厚生省が「そしゃく・えん下困難者用食品」を病者用食品として規定し、同年に診療報酬で摂食機能療法が点数化されました。2004年ごろには、金谷が聖隷三方原病院での臨床経験から嚥下食ピラミッド®を発表し、段階的な食形態の病院食を用意することを広めました。市販品も数多く発売されるようになり、2009年には「そしゃく・えん下困難者用食品」を厚生労働省が改訂して「えん下困難者用食品」とし、消費者庁管理となりました。

そして2013年に、日本摂食嚥下リハビリテーション学会が「日本摂食嚥下リハビリテーション学会嚥下調整食分類2013」（学会分類2013）[1]を発表し、その後、管理栄養士による栄養指導や退院時共同指導など、診療報酬の場面でも利用されるようになりました。

嚥下調整食の臨床的効用

私たちが食物を摂取する際の摂食嚥下機能は、食物の認知、取り込み、口腔内での咀嚼、そして咽頭での嚥下（気道に入れず食道に入れる）、食道通過、胃での吸収という過程をとります。口腔内での咀嚼は、さまざまな食形態のものを飲み込みやすい段階（食塊）にまで変化させるプロセスであり、かみ砕き、唾液と混ぜ合わせることで、やわらかくまとまっていて、貼りつきにくい可変性のある食塊を形成しています。実際は健常人であれば、嚥下の際にそこまでになっていない（あまりよくかんでいない）食品でも嚥下可能ではありますが、

	学会などの動き	雑誌	書籍	日本
1950 年代	欧州で小児の嚥下障害への訓練法開発、米国へ流入 欧米で嚥下障害の検査・訓練法に関する臨床が広まる			
1960 年代				
1970 年代		1976. Larsen が嚥下障害のリハの論文で食形態に言及		
1980 年代	学際的な Dysphagia Center が米国各地に誕生	1986. Dysphagia 創刊	1981. Steefel のテキストで 5 段階の嚥下障害食呈示 1983. Logeman のテキストでテクスチャーを変化させた検査法提案 1984. Groher のテキストでも嚥下障害食呈示	
1990 年代	1991. Dysphagia Reserch society 誕生	1994. 嚥下リハの RCT。嚥下障害食のみと嚥下障害食＋個別訓練を比較		1988. Steefel のテキスト翻訳 1988. リハ看護の論文に嚥下障害食登場 1988.「臨床栄養」に「介護食」登場 1989. Groher のテキスト翻訳 1994. 厚生省「そしゃく・えん下困難者用食品」 1994. 摂食機能療法点数化
2000 年代	2002. 米国栄養士協会 National Dysphasia Diet 発表 level1：pureed level2：mechanical alterd level3：advanced Regular 2004. SIGN の Management of patients with stroke			2004. 金谷「嚥下食ピラミッド®」を発表 2009. 厚生省「えん下困難者用食品」改定 **2013. 嚥下調整食学会分類 2013** 2014. 農水省「スマイルケア食®」 2014. 介護報酬経口維持加算に「学会分類 2013」 2016. 専門管理栄養士制度発足 2016. 栄養指導の算定が可能となる 2018. 退院時共同指導の管理栄養士算定
2010 年代	2019. The IDDSI Framework 発表			2018. 発達期嚥下調整食分類 2018 2020. 摂食嚥下支援加算新設 **2021. 嚥下調整食学会分類 2021**

図 1 嚥下調整食の歴史

嚥下機能が低下してくると安全にスムーズに嚥下できるものの幅が狭くなります。したがって、やわらかさ・付着性・まとまりやすさに配慮した食品のほうが望ましくなります。

　また、多くの症例では単に嚥下だけでなく咀嚼の機能も低下するため、食形態をあらかじ

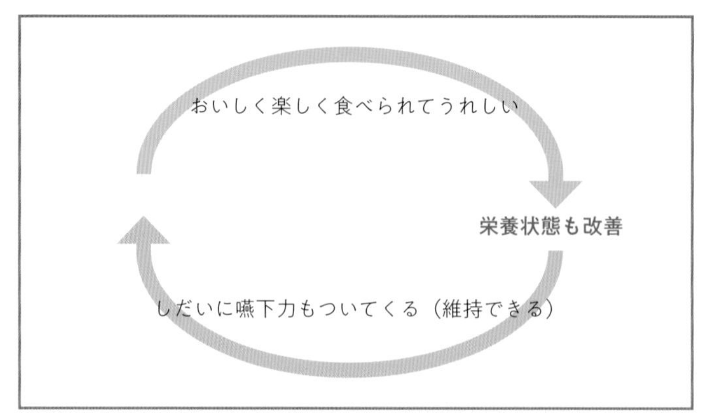

図 2 嚥下調整食のコンセプト

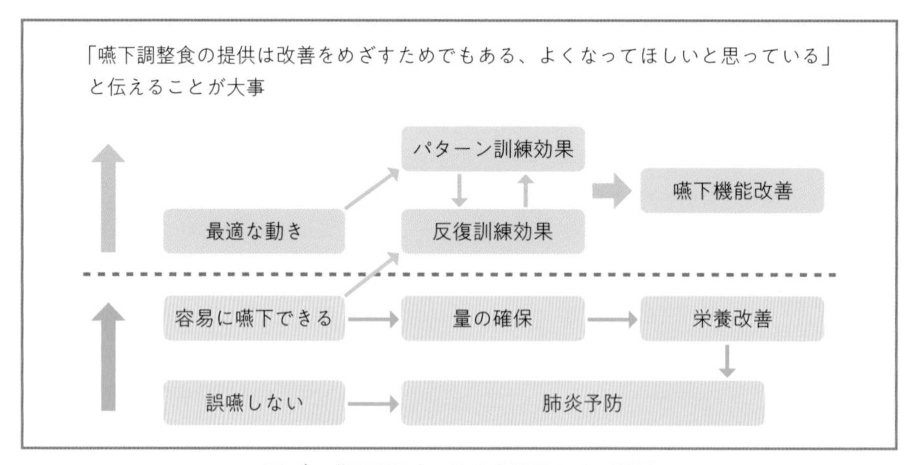

図 3 嚥下調整食の治療的効果とその説明

「栄養状態の改善」「肺炎予防」は医学的には重要な効果だが（緑色の部分）、本人の第一希望は「摂食嚥下機能自体を改善したい・治してほしい」である（オレンジ色の部分）。

め調整しておくことが飲み込みやすさと誤嚥の防止に有用です。多くの嚥下障害症例では嚥下反射の遅れがその病態の一部となっているため、液体にとろみをつけて舌背滑落速度を遅くすることも誤嚥防止につながります。さらに、おいしい食べものというモチベーションの高いもので嚥下動作をくり返すことが練習につながり、摂食嚥下機能の改善にもつながります（**図 2**）。嚥下調整食の提供は、単に肺炎の予防だけではなく、訓練効果を期待しているものであり、治療的なものであるということをしっかり説明できないと、利用者には理解されにくいです（**図 3**）。

「学会分類 2021」の公表

2013 年に「学会分類 2013」が公開されたのち、中途障害とは若干病態が異なる障害児（者）のために、日本摂食嚥下リハビリテーション学会を中心とした小児科系の学会を含む複数学会の協働によって、2018 年に「発達期摂食嚥下障害児（者）のための嚥下調整食分類 2018」[2] が発表されました。これは「発達を促す視点」を重要視しており、離乳食を補完するものでもあり、学校給食との連携も想定してつくられています。また、主食と副食を別選択としていることや、手元調理についても明記していることが特色です。

そして、8 年間の会員からの数々の意見、新規の知見を踏まえ、さらにパブリックコメントも募集して「日本摂食嚥下リハビリテーション学会嚥下調整食分類 2021」（学会分類 2021）[3] が公表されました。「学会分類 2021」は食事の分類コードもとろみの分類も中心部分は「学会分類 2013」と同じです。早見表で変更されたのは、互換性のある市販食品の分類に変更があることと、とろみの簡易計測方法にシリンジ法が追加されたことです。

本文の「コード番号と名称」は、「コード番号と名称、選択方法」と章の題を変えています。そして「コードの数字の大小を参考に、個々の症例でその時点での最も適切な食形態を検討されたい」のあとに、「『あるコードとして提供されている食事を十分に摂取できた場合に次の段階に上がる』という段階的な食上げは基本的な手法であり、多くの症例（とくに脳卒中の急性期から回復期）で当てはまるが、症例によっては適していないことがある。すなわち、低いコード番号の食事が食刺激として不十分や不適切で食意欲を起こさない場合や、意図としてはそのコードを想定して調理したものが、不適切な付着性や粘性によってかえって嚥下しにくい形態になっている場合などである。また、誤嚥のリスクや、たくさん食べられない状況が、食上げしても変化しないのであれば、食上げしたほうが、リスクは同じで QOL は高くなる可能性がある」との記載が追加されました[3]。

コードと食種の関係についても、「学会分類 2021」では「施設であるいは家庭で提供する嚥下調整食が、常に、一食すべて 1 つのコードの食品に統一されている必要はない。コード 1 や 2 においてはそのようなことが必要な場合もあるが、コード 3 やコード 4 を摂取可能な場合は、一食の中には、その他のコードの食品があることは一般的である。嚥下機能改善の途上であれば、交互嚥下や、負荷の軽減のために、『容易に摂取できる』0t や 0j、1j の食品があったほうが良い場合もある」と記載されました[3]。これを示しているのが**図 4** です。

とろみつきの液体の記載においては「とろみを外していく視点も重要である」という段落が追加されました[3]。食間の水だけは自由に飲むことを許可する Free Water Protocol などが紹介されています。FAQ は 6 項目から 16 項目へと倍増しました。分類そのものについての質問に加え、臨床の質問に答えるもの（お茶の飲ませ方・牛乳や濃厚流動食のとろみのつ

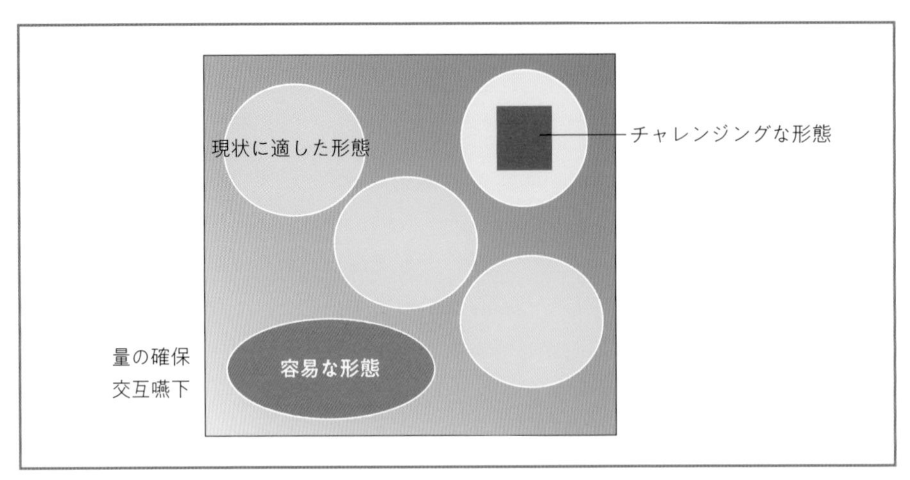

図4 「リハビリテーション」と「リスク管理」を考えた嚥下調整食

け方）が追加されています。

以上のような改訂は、「早見表だけにとらわれずに」個々の症例をよく評価・検討し、食形態の調整を軽減していく方向に（リハの視点を持って）、学会分類を利用してほしい、また、栄養についてはしっかり考えてほしいという観点に基づくものです。

嚥下調整食は食形態だけではない

「学会分類 2021」は、「食形態を分類している」と明記していますが、栄養については規定していません（栄養については適切に検討するように明記している）。

しかしながら一般に、やわらかいものをつくる際には水分を多く含ませることが多く、できあがり単位重量・容量あたりの栄養効率は低下しがちです。さらに、嚥下調整食を必要とするような摂食嚥下障害患者は「たくさん食べる」ことが困難であることが多いです。そのため、かなり気をつけないと「嚥下調整食を提供している症例は低栄養のリスクがある」ということになります。本来は、食形態と栄養素は縦軸と横軸の関係（**図5**）ですが、嚥下調整食のピラミッド的構造をみると、栄養もそのまま段階的であることをつい是認しがちであることには注意したいものです。

やわらかくて高栄養、高たんぱくの嚥下調整食を提供するためには、単にやわらかくするだけではない技術や知識が必要です。また、一度にたくさん食べられない症例に、間食も含めて１日の摂取量を確保するには、それなりの計画も必要です。

また、咀嚼は単に食物を嚥下しやすいように口中加工するのみのプロセスではありませ

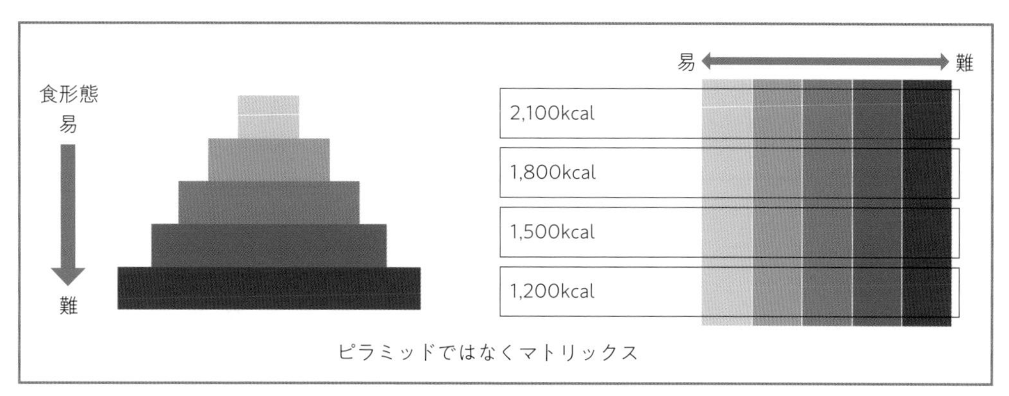

図 5 食形態と栄養素は縦軸と横軸の関係

ん。咀嚼自体がパリパリ感、シャキシャキ感、コリコリ感などの感触を楽しむものでもあり、あるいは咀嚼することによる「肉汁ジュワー！」のような変化、握り寿司で刺身としょうゆとご飯が口のなかで一緒になることなど、咀嚼自体がさまざまな「おいしさ」「楽しさ」となっています。「おいしさ」とは単なる味覚だけではなく、そのような、「かたちを楽しむ」「咀嚼を楽しむ」ものでもあり、食の楽しさ（ひいてはたくさん食べること）のために、嚥下調整食を的確に利用することが望まれています。嚥下調整食を利用した直接訓練と、より要素的な間接訓練を組み合わせることで、さまざまな食形態を楽しんでもらうことをめざすことが、リハビリテーションです。

引用・参考文献

1） 日本摂食・嚥下リハビリテーション学会医療検討委員会．日本摂食・嚥下リハビリテーション学会嚥下調整食分類 2013．日本摂食嚥下リハビリテーション学会雑誌．17（3），2013，255-67.
2） 日本摂食嚥下リハビリテーション学会医療検討委員会．発達期摂食嚥下障害児（者）のための嚥下調整食分類 2018．日本摂食嚥下リハビリテーション学会雑誌．22（1），2018，59-73.
3） 日本摂食嚥下リハビリテーション学会嚥下調整食委員会．日本摂食嚥下リハビリテーション学会嚥下調整食分類 2021．日本摂食嚥下リハビリテーション学会雑誌．25（2），2021，135-49.

「日本摂食嚥下リハビリテーション学会嚥下調整食分類2021」を用いた栄養管理

県立広島大学地域創生学部地域創生学科健康科学コース教授
栢下淳（かやした・じゅん）

嚥下調整食の標準化に向けて

高齢者の増加に合わせ、咀嚼・嚥下機能の低下した高齢者も増えています。咀嚼機能が低下した場合には食形態の調整が必要です。嚥下機能が低下した場合にはそれに加え、飲料にとろみをつけて対応することが多いです。

わが国では、嚥下調整食の標準化に向けて、1980年代後半から臨床的にさまざまな対応がなされました。急性期病院の段階的な嚥下食としては2000年代前半に嚥下食ピラミッド®が報告され、一部の病院ではこれを参考に食形態の調整が試みられました。市販食品としては、企業の提案しているユニバーサルデザインフード®（universal design food；UDF）がよく知られています。また、厚生労働省（現在の所管は消費者庁）では、特別用途食品えん下困難者用食品制度も策定されています。農林水産省では、スマイルケア食®として介護食の流通整備が試みられました。

日本摂食嚥下リハビリテーション学会の取り組み

嚥下調整食の分類の改訂

このような流れのなか、急性期から回復期病院および在宅まで含めて臨床での共通理解を深め、連携をとることなどを目的とし、日本摂食嚥下リハビリテーション学会の嚥下調整食特別委員会が「日本摂食嚥下リハビリテーション学会嚥下調整食分類2013」（学会分類2013）[1]を作成しました。それから8年が経過した2021年、新たな知見や会員からのパブリックコメントを受けて「学会分類2013」を改訂した「日本摂食嚥下リハビリテーション学会嚥下調整食分類2021」（学会分類2021）[2]を作成しました。「学会分類2021」では、食事の早見表（**表1**）および、さまざまな嚥下調整食分類との互換性を示す互換表を作成しました。互換表は「学会分類2013」から一部変更しています[3]。

とろみは3段階を定め、各対象者に適したとろみを提供する環境をととのえました。また、とろみの早見表（**表2**）も作成しました。臨床現場でとろみの3段階を簡易的に測定する方法としてラインスプレッドテスト法（line spread test；LST）に加え、10mLシリンジを用いた検査を追加しました[4]。

学会分類の対象

学会分類は、成人の中途障害による嚥下障害症例を対象とします。おもな例外は器質的な狭窄による嚥下障害症例であり、小児の嚥下障害における発達過程を考慮した嚥下調整食は別に定めています[5]。

嚥下調整食は、やわらかく仕上げるために水分を多く含みます。そのため、単位重量あたりの栄養素密度は低くなっています。つまり、嚥下調整食の対象者は低栄養のリスクを有することになり、栄養補助食品などを用いた栄養管理も併せて行う必要のある場合が多いです。また、とろみをつけることで水分をまとまりやすくして咽頭通過速度を低下させますが、飲水量は減るため脱水のリスクが生じます。とろみの程度が強い飲料を提供する場合はとくに注意が必要です。対象者に適したとろみの程度に調整して提供しなければなりません。

厚生労働省は、病院間連携の促進のため栄養情報提供書の作成に診療報酬を付与しています。厚生労働省から提示されたひな形には、栄養量などとともに嚥下調整食が必要か否かを記載することとなっています。嚥下調整食分類には学会分類のコード、とろみの濃度（3段階のいずれか）を記載するように示されているため、学会分類を知り、嚥下調整食ととろみについて学ぶことは重要です。

「学会分類2021」

以下に、学会分類の本文[2]から総論を簡略化したものを記載します。本文は日本摂食嚥下リハビリテーション学会のホームページよりダウンロードできますので、ぜひ一読してください。

物性測定値の非表示と形態の日本語表記

「学会分類2021（食事）」は、段階の分類に物性測定値を表記していません。「学会分類2021」は国内の多くの施設で利用可能になることをめざしていますが、物性に関する測定を行える機関は少なく、また不均質な食品の物性測定方法がまだ確立されていないためです。

「学会分類2021（食事）」では、対応する既存の段階的分類を明示していますが、それらの

表1 学会分類2021（食事）早見表（文献2より引用）

コード【I-8項】		名称	形態	目的・特色
0	j	嚥下訓練食品0j	均質で、付着性・凝集性・かたさに配慮したゼリー 離水が少なく、スライス状にすくうことが可能なもの	重度の症例に対する評価・訓練用 少量をすくってそのまま丸呑み可能 残留した場合にも吸引が容易 たんぱく質含有量が少ない
	t	嚥下訓練食品0t	均質で、付着性・凝集性・かたさに配慮したとろみ水 （原則的には、中間のとろみあるいは濃いとろみ*のどちらかが適している）	重度の症例に対する評価・訓練用 少量ずつ飲むことを想定 ゼリー丸呑みで誤嚥したりゼリーが口中で溶けてしまう場合 たんぱく質含有量が少ない
1	j	嚥下調整食1j	均質で、付着性、凝集性、かたさ、離水に配慮したゼリー・プリン・ムース状のもの	口腔外で既に適切な食塊状となっている（少量をすくってそのまま丸呑み可能） 送り込む際に多少意識して口蓋に舌を押しつける必要がある 0jに比し表面のざらつきあり
2	1	嚥下調整食2-1	ピューレ・ペースト・ミキサー食など、均質でなめらかで、べたつかず、まとまりやすいもの スプーンですくって食べることが可能なもの	口腔内の簡単な操作で食塊状となるもの（咽頭では残留、誤嚥をしにくいように配慮したもの）
	2	嚥下調整食2-2	ピューレ・ペースト・ミキサー食などで、べたつかず、まとまりやすいもので不均質なものも含む スプーンですくって食べることが可能なもの	
3		嚥下調整食3	形はあるが、押しつぶしが容易、食塊形成や移送が容易、咽頭でばらけず嚥下しやすいように配慮されたもの。多量の離水がない	舌と口蓋間で押しつぶしが可能なもの 押しつぶしや送り込みの口腔操作を要し（あるいはそれらの機能を賦活し）、かつ誤嚥のリスク軽減に配慮がなされているもの
4		嚥下調整食4	かたさ・ばらけやすさ・貼りつきやすさなどのないもの 箸やスプーンで切れるやわらかさ	誤嚥と窒息のリスクを配慮して素材と調理方法を選んだもの 歯がなくても対応可能だが、上下の歯槽提間で押しつぶすあるいはすりつぶすことが必要で舌と口蓋間で押しつぶすことは困難

学会分類2021は、概説・総論、学会分類2021（食事）、学会分類2021（とろみ）から成り、それぞれの分類には早見表を作成した。
本表は学会分類2021（食事）の早見表である。本表を使用するにあたっては必ず「嚥下調整食学会分類2021」の本文を熟読されたい。なお、本表中の【　】表示は、本文中の該当箇所を指す。
*上記0tの「中間のとろみ・濃いとろみ」については、学会分類2021（とろみ）を参照されたい。
本表に該当する食事において、汁物を含む水分には原則とろみを付ける。【I-9項】

	主食の例	必要な咀嚼能力【Ⅰ-10 項】	他の分類との対応【Ⅰ-7 項】
		（若干の送り込み能力）	嚥下食ピラミッド L0 えん下困難者用食品許可基準Ⅰ
		（若干の送り込み能力）	嚥下食ピラミッド L3 の一部 （とろみ水）
	おもゆゼリー、ミキサー粥のゼリーなど	（若干の食塊保持と送り込み能力）	嚥下食ピラミッド L1・L2 えん下困難者用食品許可基準Ⅱ UDF 区分 かまなくてもよい（ゼリー状） （UDF：ユニバーサルデザインフード）
	粒がなく、付着性の低いペースト状のおもゆや粥	（下顎と舌の運動による食塊形成能力および食塊保持能力）	嚥下食ピラミッド L3 えん下困難者用食品許可基準Ⅲ UDF 区分 かまなくてもよい
	やや不均質（粒がある）でもやわらかく、離水もなく付着性も低い粥類	（下顎と舌の運動による食塊形成能力および食塊保持能力）	嚥下食ピラミッド L3 えん下困難者用食品許可基準Ⅲ UDF 区分 かまなくてもよい
	離水に配慮した粥など	舌と口蓋間の押しつぶし能力以上	嚥下食ピラミッド L4 UDF 区分 舌でつぶせる
	軟飯・全粥など	上下の歯槽提間の押しつぶし能力以上	嚥下食ピラミッド L4 UDF 区分 舌でつぶせるおよび UDF 区分 歯ぐきでつぶせるおよび UDF 区分 容易にかめるの一部

ただし、個別に水分の嚥下評価を行ってとろみ付けが不要と判断された場合には、その原則は解除できる。
他の分類との対応については、学会分類 2021 との整合性や相互の対応が完全に一致するわけではない。【Ⅰ-7 項】
『日摂食嚥下リハ会誌 25（2）：135-149，2021』または日本摂食嚥下リハ学会 HP ホームページ：https://www.jsdr.or.jp/wp-content/uploads/file/doc/classification2021-manual.pdf『嚥下調整食学会分類 2021』を必ずご参照ください。

第4章 嚥下調整食と直接訓練

表2 学会分類2021（とろみ）早見表（文献2より引用）

	段階1薄いとろみ【Ⅲ-3項】	段階2中間のとろみ【Ⅲ-2項】	段階3濃いとろみ【Ⅲ-4項】
英語表記	Mildly thick	Moderately thick	Extremely thick
性状の説明（飲んだとき）	「drink」するという表現が適切なとろみの程度。口に入れると口腔内に広がる。液体の種類・味や温度によっては、とろみが付いていることがあまり気にならない場合もある。飲み込む際に大きな力を要しない。ストローで容易に吸うことができる	明らかにとろみがあることを感じ、かつ「drink」するという表現が適切なとろみの程度。口腔内での動態はゆっくりですぐには広がらない。舌の上でまとめやすい。ストローで吸うのは抵抗がある	明らかにとろみが付いていて、まとまりがよい。送り込むのに力が必要。スプーンで「eat」するという表現が適切なとろみの程度。ストローで吸うことは困難
性状の説明（見たとき）	スプーンを傾けるとすっと流れ落ちる。フォークの歯の間から素早く流れ落ちる。カップを傾け、流れ出た後には、うっすらと跡が残る程度の付着	スプーンを傾けるととろとろと流れる。フォークの歯の間からゆっくりと流れ落ちる。カップを傾け、流れ出た後には、全体にコーテイングしたように付着	スプーンを傾けても、形状がある程度保たれ、流れにくい。フォークの歯の間から流れ出ない。カップを傾けても流れ出ない（ゆっくりと塊となって落ちる）
粘度（mPa・s）【Ⅲ-5項】	50-150	150-300	300-500
LST値（mm）【Ⅲ-6項】	36-43	32-36	30-32
シリンジ法による残留量（mL）【Ⅲ-7項】	2.2-7.0	7.0-9.5	9.5-10.0

学会分類2021は、概説・総論、学会分類2021（食事）、学会分類2021（とろみ）から成り、それぞれの分類には早見表を作成した。本表は学会分類2021（とろみ）の早見表である。本表を使用するにあたっては必ず「嚥下調整食学会分類2021」の本文を熟読されたい。なお、本表中の【 】表示は、本文中の該当箇所を指す。

粘度：コーンプレート型回転粘度計を用い、測定温度20℃、ずり速度50s^{-1}における1分後の粘度測定結果【Ⅲ-5項】。

LST値：ラインスプレッドテスト用プラスチック測定板を用いて内径30mmの金属製リングに試料を20mL注入し、30秒後にリングを持ち上げ、30秒後に試料の広がり距離を6点測定し、その平均値をLST値とする【Ⅲ-6項】。

注1. LST値と粘度は完全には相関しない。そのため、特に境界値付近においては注意が必要である。

注2. ニュートン流体ではLST値が高く出る傾向があるため注意が必要である。

注3. 10mLのシリンジ筒を用い、粘度測定したい液体を10mLまで入れ、10秒間自然落下させた後のシリンジ内の残留量である。

『日摂食嚥下リハ会誌25（2）：135-149，2021』または日本摂食嚥下リハ学会HPホームページ：https://www.jsdr.or.jp/wp-content/uploads/file/doc/classification2021-manual.pdf『嚥下調整食学会分類2021』を必ずご参照ください。

なかには物性測定値で基準を示しているものもあります。そのため、物性測定値はそこを参考にできます。

段階数

「学会分類 2021（食事）」は 5 段階 7 分類としています。既存の分類との整合性をとり、多くの施設で基本的に使用できることをめざしているためです。「学会分類 2021（とろみ）」は 3 段階としました。

既存の段階との対応

「学会分類 2021（食事）」では、既存のさまざまな嚥下調整食の分類との対応も示しています。既存の分類は、脳血管疾患回復期をおもな対象とした経験から考案されたり、高齢者施設での経験をもとに考案されるなど、開発の経緯が異なります。そのため、かならずしも学会分類との整合性や相互の対応が完全に一致するわけではありません。しかし、対応するおもな段階を示すことで互換性が理解され、本分類への理解が深まることを期待しています。

コード番号・名称・選択方法

「学会分類 2021（食事）」は、コード番号をもって段階名としました。ピューレやペーストなどの食形態の名称は個人や経歴によって想起する食形態が異なり、共通認識が得られにくいためです。

「学会分類 2021（食事）」は、コード 0j、コード 0t、コード 1j、コード 2-1、コード 2-2、コード 3、コード 4 の段階から成ります。コード番号はかならずしもすべての症例で難易度と一致するものではないため、コードの数字の大小を参考に、個々の症例でその時点でのもっとも適切な食形態を検討してください。補足として、「あるコードとして提供されている食事を十分に摂取できた場合に次の段階に上がる」という段階的な食上げは基本的な手法であり、多くの症例（とくに脳卒中の急性期から回復期）であてはまりますが、症例によっては適していないことがあります。たとえば、低いコード番号の食事が食刺激として不十分もしくは不適切であり、食意欲を起こさない場合などです。また、食上げしても誤嚥のリスクやたくさん食べられない状況が変化しないのであれば、食上げしたほうがリスクは同じでも生活の質（quality of life；QOL）は高くなる可能性があります。段階的な食上げの場合も、スタートするコードは個々に評価して決めるべきであり、全例においてコード 0 や 1 からはじめる必要はありません。

施設、あるいは家庭で提供する嚥下調整食を、つねに 1 食すべて一つのコードの食品に統一する必要はありません。嚥下機能改善の途上であれば、交互嚥下や負荷軽減のために「容易に摂取できる」コード0t、0j、1jの食品があったほうがよい場合もあります。

退院時や施設間の連携情報提供の際には、その食種がどのようなコードの食品から形成されているのか（例：主食はコード3の粥、副食はコード2～4）を明記することが望ましいです。

とろみ

摂食嚥下障害患者にとっては、固形物の形態だけでなく液体のとろみの程度も重要であるため、「学会分類2021（とろみ）」を示しています。分類の段階は、「段階1 薄いとろみ」「段階2 中間のとろみ」「段階3 濃いとろみ」の3つです。それぞれ性状の観察所見および物性測定値を併記しています。「学会分類2021（食事）」では、液体摂取の際にとろみをつけるかどうかを早見表中に表記していませんが、原則として汁ものを含む水分にはとろみをつけることを想定しています。

嚥下調整食と咀嚼能力

食事の早見表に「必要な咀嚼能力」の欄を設けています。「嚥下」調整食とはいえ、臨床的に軽度な障害の場合の食事（普通食に近い食事）を用意する際は、それなりの咀嚼能力が必要です。高い咀嚼能力があっても嚥下ができない場合（ワレンベルグ症候群など）や、咀嚼能力が低くてもかなりのものを嚥下できる場合（末端肥大症で反対咬合や開咬など）もあります。「必要な咀嚼能力」は、その能力があれば嚥下が可能ということではない点に留意します[6]。

引用・参考文献

1) 日本摂食・嚥下リハビリテーション学会医療検討委員会．日本摂食・嚥下リハビリテーション学会嚥下調整食分類2013．日本摂食嚥下リハビリテーション学会雑誌．17（3），2013，255-67.
2) 日本摂食嚥下リハビリテーション学会 嚥下調整食委員会．日本摂食嚥下リハビリテーション学会嚥下調整食分類2021．日本摂食嚥下リハビリテーション学会雑誌．25（2），2021，135-49.
3) 山縣誉志江ほか．官能評価による学会分類2013（食事）早見表のコードとユニバーサルデザインフード区分の対応の検証．日本摂食嚥下リハビリテーション学会雑誌．25（2），2021，81-9.
4) 佐藤光絵ほか．とろみ液の簡易評価法としてのシリンジテストの検証．日本摂食嚥下リハビリテーション学会雑誌．25（2），2021，102-13.
5) 日本摂食嚥下リハビリテーション学会医療検討委員会．発達期摂食嚥下障害児（者）のための嚥下調整食分類2018．日本摂食嚥下リハビリテーション学会雑誌．22（1），2018，59-73.
6) Matsuo, K. et al. Textural changes by mastication and proper food texture for patients with oropharyngeal dysphagia. Nutrients. 12（6），2020，1613.

食形態の決定と変更、嚥下調整食の確認

昭和大学歯学部スペシャルニーズ口腔医学講座口腔衛生学部門講師
渡邊賢礼（わたなべ・まさひろ）
昭和大学歯学部スペシャルニーズ口腔医学講座口腔衛生学部門教授
弘中祥司（ひろなか・しょうじ）

食形態の決定と変更

摂食嚥下障害と食形態の変更

摂食嚥下障害の原因は多岐にわたりますが、代表的なものとして脳血管疾患や神経筋変性疾患などがあげられ、それらの“原疾患”の発症や進行に伴い摂食嚥下障害を来します。病院に入院中であれば、原疾患に対する“主治医”が存在するため、主治医から嚥下機能精査やリハビリテーション（リハ）依頼が出されて“主治医以外の医療職種”により嚥下造影検査（videofluoroscopic examination of swallowing；VF）、嚥下内視鏡検査（videoendoscopic evaluation of swallowing；VE）、摂食嚥下リハが実施されます。

ただし、病院によって摂食嚥下リハを中心に行う職種は異なり、リハ医、歯科医師、看護師、言語聴覚士（speech-language-hearing therapist；ST）、理学療法士（physical therapist；PT）、作業療法士（occupational therapist；OT）などさまざまです。つまり、摂食嚥下障害の重症度や適切な食形態を判定するのは“主治医以外の医療職種”であることが多いですが、実際の食事オーダー自体は、その患者を総括する主治医によって出されることが一般的なのではないでしょうか。また原疾患の回復または進行により摂食嚥下機能も変化しうるため、くり返し再評価および食形態の変更を検討する必要があります。再評価後に食形態の変更が必要となった場合にはあらためてその旨を主治医に報告し、食形態変更オーダーを依頼します（**図1**）。

多職種との連携

さらに病態や栄養状態に問題があれば、管理栄養士や栄養サポートチーム（nutrition support team；NST）との連携が必要になってきます。また施設入所者や在宅療養患者につ

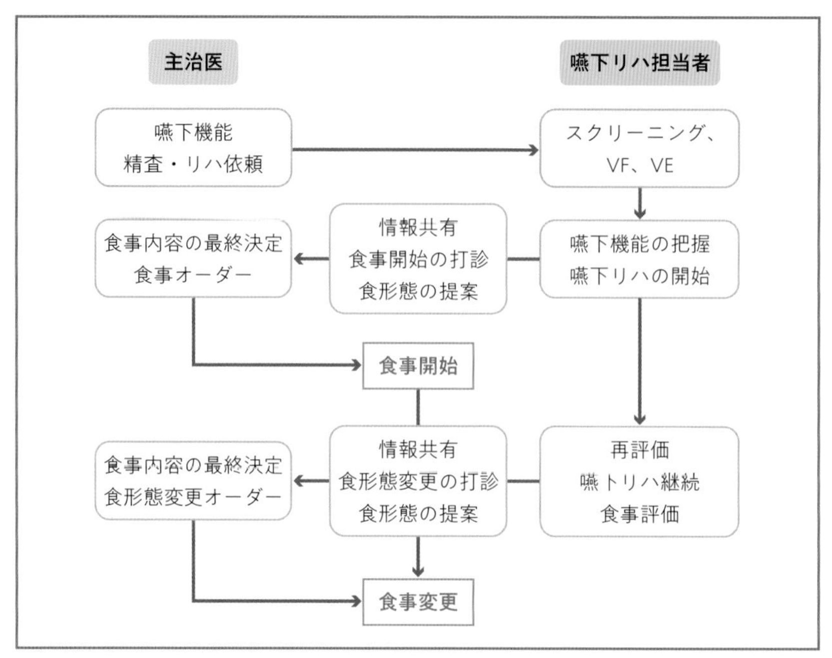

図1 病院における食形態変更オーダーの流れ

いても、ほぼ同様の流れになります。施設や在宅では入院中よりも全身状態が安定していることが多いため、本人や家族からの食形態の希望が強くなる傾向があり、患者側の意向も考慮しながら食形態を検討します。さらに在宅の場合では準備（調理または購入）できる環境に差があるため、摂食嚥下機能のみならず生活環境も考慮し、可能な範囲の食形態を選択する必要があります（**図2**）。

在宅・施設の場合も、病院同様に病態や栄養状態に問題があれば管理栄養士との連携が必須となります。在宅の場合では訪問栄養指導を活用し、関係職種と連携するとよいでしょう。

嚥下調整食の基準と判断方法

嚥下調整食の分類と名称

現在の嚥下調整食の問題点としてあげられるのは、嚥下調整食の名称が統一されていないことです。「日本摂食嚥下リハビリテーション学会嚥下調整食分類2021」(学会分類2021)[1]、ユニバーサルデザインフード®（universal design food：UDF)、スマイルケア食®などさまざまな嚥下調整食分類があるため、各分類の対応を確認・理解する必要があります[2]（**116 ペ**

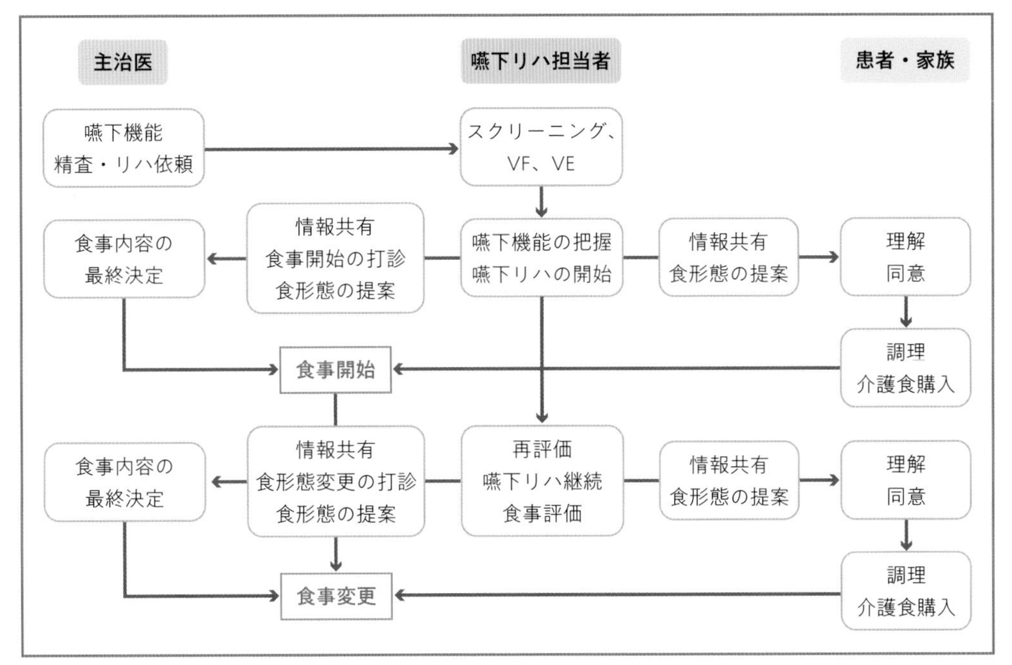

図2 在宅における食形態変更オーダーの流れ

ージ表1、133 ページ表1 も参照)。

「学会分類 2021」に合わせた確認

選択した嚥下調整食が基準に沿っているかどうかを確認する場合、「学会分類 2021」で考えてみましょう。

液体へのとろみ付加濃度であれば粘度などの物性表示のみならず、性状説明を「飲んだとき」「みたとき」で測定機器を用いず感覚的に判断できるように記載されています。そのため、臨床場面ではその場に提供（または作成）されてから即座に判断することも可能です（**118 ページ表2**）[1]。また、ほとんどのとろみ調整食品のパッケージには使用量の目安が記載されているため、目安に従ってつねに一定量を混ぜることが安定性や再現性の意味でもよいでしょう。

食事は、「学会分類 2021」では大きく5段階に分けられています（**116 ページ表1**）。まずは、訓練用として想定された分類である嚥下訓練食品（0j、0t）、食事提供用として想定された分類である嚥下調整食（1j、2-1、2-2、3、4）を理解する必要があります。当然、物性測定値を基準として分類に適合しているかどうかを判断する方法がもっとも正確です。しかし、作成した嚥下調整食の物性を毎回測定することは現実的でなく、物性測定器をもたない施設がほとんどです。これを考慮すると、「学会分類2021（食事）」では形状や性状説明に平易な日本語が用いられているので、実際に提供する食事と記載された分類説明を併せて確認することは必須です。病院や施設では、患者への食事提供に先立ち、提供する食事が嚥下調整食の基準に沿っているかどうかを管理栄養士や嚥下リハ担当職種が中心となって実際に確認し、施設ごとの食事の名称にあてはめる作業が必要となります。また、日常的にも検食をとおして物性や分類を確認することが理想的であると考えます。

最適な食形態の選択と確認

先述のとおりさまざまな嚥下調整食の分類がありますが、いずれの分類が使用されていても評価者の意図に沿っているか、患者の摂食嚥下機能にとって最適な食形態かを、分類表の説明や相互関係に従って確認することが必要です。また、1回の食事のなかでも食品によって難易度が変わるので、その日の提供メニューを実際にみて確認し、誤嚥や窒息リスクが高そうな食材は事前に避けておくなどの工夫が望まれます。

引用・参考文献

1） 日本摂食嚥下リハビリテーション学会嚥下調整食委員会．日本摂食嚥下リハビリテーション学会嚥下調整食分類2021．日本摂食嚥下リハビリテーション学会雑誌．25（2），2021，135-49．
2） 栄養指導Navi．やわらかさの分類：食形態の分類．（https://healthy-food-navi.jp/?post_type=search&p=75，2022年5月閲覧）．

嚥下調整食（とろみ）をつくるときに役立つ食品や道具

東邦大学医療センター大森病院リハビリテーション科助教
宮城翠（みやぎ・みどり）

とろみとは

とろみは「日本摂食嚥下リハビリテーション学会嚥下調整食分類2021」（学会分類2021）[1]の0tに該当し（**118ページ表2**）、液体に粘性が付加されることで液体の流動性が低下した状態を指します。このことから、嚥下反射惹起（じゃっき）遅延の患者に対して用いることで、液体が咽頭を流れる速度を遅延させ、喉頭・気道が閉鎖されるより先に液体が通過してしまうことを防ぎます。つまり、とろみは嚥下反射惹起遅延に対して「時間稼ぎ」の役目をしているのです。

とろみは「学会分類2021」にも「原則として、汁物を含む水分にはとろみ付けをすることを想定している」と明記されているように、摂食嚥下障害を有する患者にとって欠かせないものです。そして、患者を支える家族や介護者とも切っても切り離せない非常に普及率の高いものです。

とろみ調整食品の選び方と液体の特徴

このように重要なとろみをつくるのに必要なのが、とろみ調整食品です。市販のとろみ調整食品にはさまざまなものがあり、現在わが国で主流となっている第三世代のキサンタンガム系は、「学会分類2021」でも用いられています。そのほかに第一世代のでんぷん系と第二世代のグアーガム系があり、それぞれ特徴が異なります（**表1**）。しかし、実際には**表1**に記載した特徴のマイナス面を改善すべく、さまざまな添加物による工夫がなされていますので、個々の市販品の使用上の注意点を参照してください。また、とろみをつくるときには、とろみ調整食品の特徴だけでなく「何に溶かすか」も大きく影響します（**表2**）[2]。われわれ医療者は、これらの各世代のとろみ調整食品と併せて溶かす液体の特徴を把握するとともに、家族や介護者への指導時に注意を促す必要があります。

表1 とろみ調整食品の種類と特徴

	第一世代　でんぷん系	第二世代　グアーガム系	第三世代　キサンタンガム系
特徴	・添加量が多く必要 ・時間経過で粘度増加 ・唾液中のアミラーゼで粘性が低下 ・溶けやすい ・べたつく	・添加量が少ない ・粘度の安定に時間を要す ・時間経過で粘度増加 ・乳製品もとろみがつきやすい ・べたつく	・無味無臭 ・粘度が短時間で安定 ・乳製品、酸や塩分を含んだ飲料でとろみがつきにくい ・べたつきが少ない
製品名	トロメリン® 顆粒　など	ハイトロミール® トロミアップ® エース　など	ネオハイトロミール®III つるりんこ®Quickly　など

表2 とろみ調整食品使用の際に注意すべき飲料・食品と対応策（文献2より引用）

粘性の特徴	相当する飲料・食品	対応策
適性な粘性が維持する物	水、お茶、一部の清涼飲料	
初めから粘性が低く経時的にも適性粘性に至らない物	塩分含有飲料や食品、一部の清涼飲料	初めから少し多めに調整食品を添加し、10分程度待つ
初めは粘性が低いが次第に適切粘性になる物	一部の嗜好飲料、イオン飲料、酸性果汁飲料、乳飲料	調整食品は適正量を使用し、10分程度待つ
適性粘性から次第に粘性が強くなる物	野菜飲料、カリウムを多く含む液体	調整食品を少し少なめにする、固まる前に摂取する
溶解しにくく経時的に粘性が強くなる物	炭酸飲料	適宜粘性を確認しながら摂取する、長時間留置しない

とろみの濃度と「トロマドラー®」の開発

とろみ調整食品と液体の特徴がわかったところで次に注目したいのが、とろみの濃度です。とろみの濃度は「学会分類2021」において、「薄いとろみ」「中間のとろみ」「濃いとろみ」の3段階（**118ページ表2**）で規定されています（**図1**）。とろみの濃度は、濃ければよいというものではありません。不適切な濃度のとろみは患者の液体摂取意欲の低下、ひいては脱水をひき起こします[3]。また、濃度が濃くなることで咽頭への送り込みがむずかしくなる患者もいます。

「学会分類2021」にはおのおの官能的指標として、見た目あるいは口にした際の性状、定量的指標として粘度測定のgold standardであるコーンプレート型回転粘度計（E型回転粘度計）（**図2**）のずり速度50s^{-1}における粘度、簡易粘度評価方法としてラインスプレッドテ

段階1 薄いとろみ

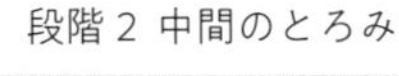

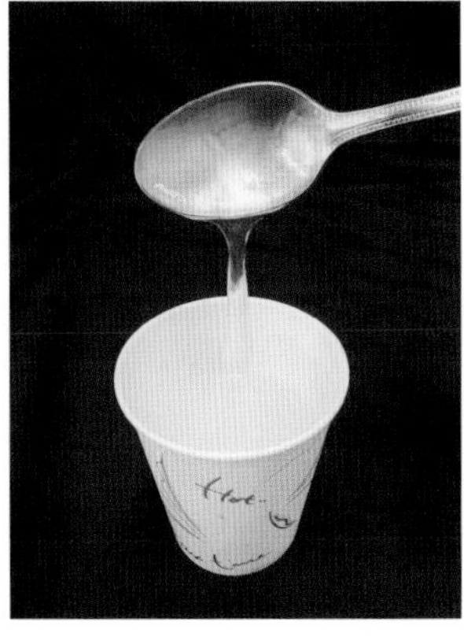

段階3 濃いとろみ

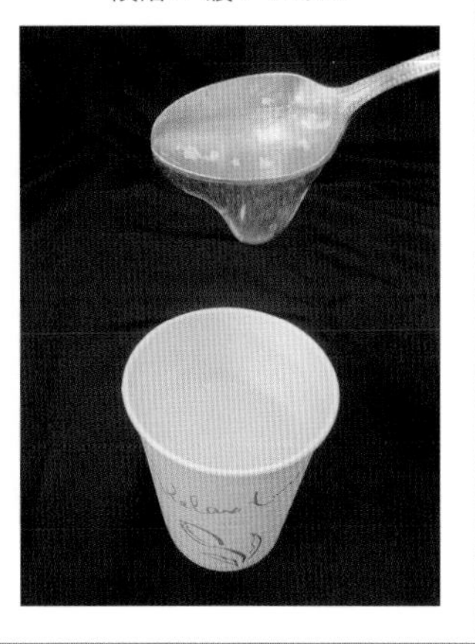

図1◣3段階のとろみの濃度

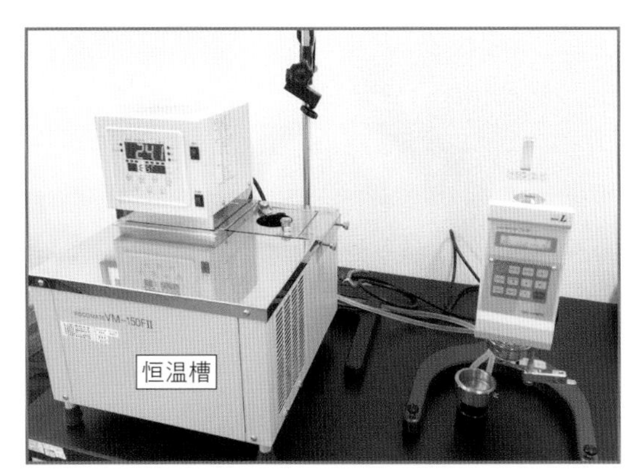

図2◣コーンプレート型回転粘度計

スト（line spread test；LST）値、そして新たにシリンジ法による残留量計測値が記載されています（**118ページ表2**）。E型回転粘度計は、機器自体が大きく操作が煩雑で計測に時間を要し、また高価であることから実際の臨床現場において普及していないのが現状です。LSTは操作が容易であるものの、測定できるとろみ調整食品や溶かす液体に制限があります。シリンジ法による計測は簡便であり、薄いとろみであればキサンタンガム系以外のとろみ調整食品でも測定可能ですが、中間あるいは濃いとろみになるとキサンタンガム系以外は適切に評価できないとされています。さらに、シリンジは家庭では入手がむずかしいのが現状です[4]。そのため、実際の介護施設や家庭では「学会分類2021」に記載されている官能的指標でとろみを調整することが多くなります。そうすると作製者によって仕上がりがばらつ

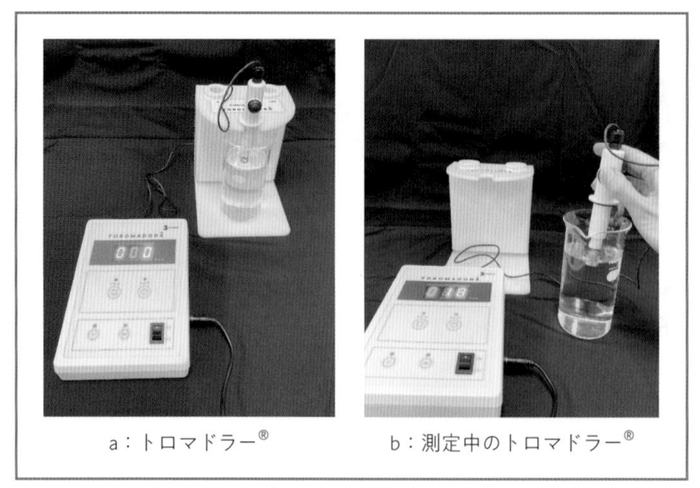

a：トロマドラー®　　b：測定中のトロマドラー®

図3 トロマドラー®を用いた計測の様子（文献6より引用）

くため、適切なとろみを毎回提供することができない現状があります。

そこでわれわれが開発したのが「トロマドラー®」です（**図3**）[5, 6]。トロマドラー®は従来の回転粘度計とは異なり、直流モーターの特性を利用したマドラー型の簡易粘度測定機器です。とろみのなかに入れてスイッチを押すと、その場でとろみが数値化できます。E型回転粘度計とトロマドラー®の整合性を検証したところ、両者に有意な相関を認めました。今後さらに当院での導入をすすめ、適切なとろみを作製することが誰の負担にもならないよう、その一助になれば幸いです。

引用・参考文献

1) 日本摂食嚥下リハビリテーション学会嚥下調整食委員会．日本摂食嚥下リハビリテーション学会嚥下調整食分類2021．日本摂食嚥下リハビリテーション学会雑誌．25（2），2021，135-49.
2) 上羽瑠美ほか．嚥下障害患者に対するとろみ調整食品の適切な使用に関する Line spread test を用いた検討．嚥下医学．3（2），2014，279-87.
3) Beck, AM. et al. Systematic review and evidence based recommendations on texture modified foods and thickened liquids for adults (above 17 years) with oropharyngeal dysphagia : An updated clinical guideline. Clin. Nutr. 37（6 Pt A), 2018, 1980-91.
4) 渡邉英美ほか．異なるとろみ調整食品でとろみづけした飲料を用いた簡易粘度評価方法の比較．日本摂食嚥下リハビリテーション学会雑誌．23（1），2019，19-29.
5) 宮城翠ほか．臨床現場で実用可能なマドラー型粘度測定機器の開発．日本摂食嚥下リハビリテーション学会雑誌．25（1），2021，44-51.
6) 宮城翠ほか．適切な嚥下調整食作成のための新技術．Jpn. J. Rehabil. Med．58（1），2021，48-52.

嚥下調整食をつくるときの注意点・水分調整時の注意点

東京医療保健大学医療保健学部医療栄養学科教授
小城明子（こじょう・あきこ）

加水量に注意し、エネルギー密度の低下を最低限にとどめる

患者の飲食にかかわる人は、まず、「日本摂食嚥下リハビリテーション学会嚥下調整食分類2021」（学会分類 2021）[1] を理解していることが重要です。「学会分類 2021（食事）」を用いた調整においては、加水したり、とろみ調整食品やゲル化剤を利用したりする場面が多くあります。これらの添加量を適切にとどめ、めざす性状としつつもエネルギー密度の低下を最低限にする必要があります。

とくに、コード 1、コード 2 およびコード 3 の一部においては、水分を加えてミキサーで攪拌（かくはん）するという調整工程を経ることが多いです。その際、加水量を必要最小限にとどめる必要があることに気をつけましょう。ミキサーで攪拌する際の加水量は、けっして攪拌しやすい量ではありません。仕上がりを適切な性状にするために必要な量です。加水量は、攪拌前の食品・料理の種類や水分量によるため、試作を重ねてマニュアル化することをおすすめします。

加水量が多くなるにしたがい、エネルギー密度は低下し、味わいは減少します。また、加水しすぎたものを適切な性状にするためにとろみ調整食品やゲル化剤を添加する場合は、必要な添加量が多くなり、その分コストがかかります。これらのことから、加水はできるだけ控えるよう心がけます。加水不足と感じても、大抵のものは追加することで対応できます。マニュアル化がすすんでいない場合は、少なめの加水から試し、様子をみながら加えていきます。

嚥下調整食をつくる際に気をつける食材

嚥下調整食をつくるうえで気をつけたい食材には、かたいもの、繊維の強いもの、でんぷん質のものがあります。しかし、これらは使ってはいけないというものではなく、それなりに調整すれば使用できます。

かたいものといっても、さまざまな種類のかたさがあります。たとえばナッツ類であれば、すりつぶすなどパウダー状にし、料理に混ぜて舞い上がらないようにすると問題になりません。また、繊維の強いものは、繊維を断ち切る調整が必要です。そのほか、たんぱく質分解酵素などを含む品質改良剤製剤が市販されており、浸漬により繊維のかたさを低減できるものもあります。でんぷん質のものは、調整により付着性が強くなることから、でんぷん分解酵素を活用し、付着性を軽減します。

汁ものや飲料の性状調整

汁ものや飲料の性状調整としては、嚥下前誤嚥の予防を目的に、とろみづけをすすめることが多いです。とろみの必要性やその程度は対象者により異なるため、個々に合ったとろみの程度に調整することが重要です。とろみがつくと、送り込み、飲み込みの力はより必要となるため、とろみが強すぎることが嚥下後誤嚥の原因となる場合もあります。

とろみづけには市販のとろみ調整食品が用いられることが多いですが、商品やとろみをつけたいものにより、とろみの発現までにかかる時間が異なります。とろみが発現する前に「とろみが不十分だ」と判断して加えすぎると、最終的にとろみが濃くなりすぎます。商品の説明書きを確認し、推奨の最低量を加えて様子をみましょう。めざす程度よりもとろみが濃すぎる場合もうすすぎる場合も、そのまま使用せずかならず適切な程度に調整してから用います。

一般的に、酸味の強いもの、たんぱく質を多く含むものはとろみが発現しづらいです。このようなものはとくに、添加量だけでなく商品の説明書きを確認しましょう。たんぱく質を多く含む牛乳や濃厚流動食などは、一度撹拌してから一定時間放置し、再度撹拌するという二度混ぜを推奨している商品が多いです。食事もとろみも時間や温度により性状が変化するため、仕上げた直後ではなく、喫食者が口にする直前に性状を確認する必要があります。

食事準備にかかわる人への指導

実習による指導

ホームヘルパーや家族など、在宅療養者の食事準備にかかわる人への指導も重要です。「学会分類 2021」の早見表を示しても、すぐに理解できるものではありません。そのため、たびたび実習をして調整の方法を指導するとともに、一緒に試食をし、みた目や取り扱った際の性状、口にしたときの感覚を身につけてもらいます。使用する調理器具や火加減、季節によっては、同じレシピでつくっても同じ仕上がりにはならないため、仕上がりを確認できる能力も指導しましょう。また、対応する市販品を示すことができるとよいです。基準となる市販商品を決めておき、定期的にホームヘルパーや家族が確認できると安心です。

負担感なく継続してもらえるレシピや調整方法を伝える

一般に、調理担当者は在宅療養者に対する支援の気持ちがあっても、「嚥下調整食をつくることは手間」という思いは少なからずあると考えます。そのため、まずは嚥下調整食の必要性をしっかりと説明することが大切です。そのうえで、調理担当者がつくることに負担を感じず継続してもらうためには、不慣れな人がつくっても簡単、おいしい、経済的であることがポイントとなります。簡単とは、わかりやすく失敗が少ないことです。レシピは、分量に無駄がなく、g表示あるいは目安量表示とし、調味料の複雑な計量を避けるとよいです。

嚥下調整食のうちコード1、2、3の一部の調整においては、ふだんの調理ではあまり使用しないミキサーや、とろみ調整食品やゲル化剤などを使用します。調理実習では、患者や家族が保有する調理器具を確認し、その器具を用い、特徴に合わせた指導ができるとよいです。

調理方法を知るだけでなくそれを継続するためには、市販品も紹介するとよいです。介護食品でなくても、一般食品でも活用できるものがあります。負担軽減だけでなく、調整のお手本にもなります。どのような商品があり、どのように活用できるのか、具体的な商品名をあげて指導するとよいです。とくに一般食品は、商品により適用の可否が分かれるので、伝え方に気をつけましょう。

引用・参考文献

1) 日本摂食嚥下リハビリテーション学会嚥下調整食委員会. 日本摂食嚥下リハビリテーション学会嚥下調整食分類2021. 日本摂食嚥下リハビリテーション学会雑誌. 25（2）, 2021, 135-49.

市販品の基準と選び方

東京医療保健大学医療保健学部医療栄養学科教授
小城明子（こじょう・あきこ）

口腔機能の低下に配慮した食品・食事の分類

少数への食事提供あるいは在宅療養では、市販品を利用するのも一つの方法です。介護食品として市販されているもののほかに、一般食品でも該当するものがあります。口腔機能の低下に配慮した食品・食事の分類として、ユニバーサルデザインフード®（universal design food；UDF）やスマイルケア食®があり、購入の際に参考となります。「日本摂食嚥下リハビリテーション学会嚥下調整食分類2021」(学会分類2021)[1]とユニバーサルデザインフード®、スマイルケア食®との対応は**表1**のとおりです。

ユニバーサルデザインフード®

ユニバーサルデザインフード®は日本介護食品協議会による自主規格です。給食施設用・家庭用の調理加工食品のうち、おもに咀嚼困難者用の規格となっています。検証試験はなく、適合品にマークがつけられます。各区分の物性値が公表されていますが、不均質なものの物性測定方法は十分に確立されたとはいえないのが現状であり、多少感覚のずれは生じます。あくまで区分は参考として活用しましょう。実際に、在宅療養者が購入できる商品とその区分がわかることから、退院時などの食事指導においてよく利用されます。

スマイルケア食®

スマイルケア食®は、農林水産省がととのえた分類です。高齢者に限らず、かむ・飲み込みに問題がある、あるいは栄養状態が悪い、またはそれらに移行するおそれがある人を対象とした介護食という位置づけのものです。摂食機能や栄養に関して問題がある人向けに、広く利用されるよう普及をすすめており、在宅での食事を想定しています。

表1 「学会分類 2021（食事）」とユニバーサルデザインフード®、スマイルケア食®との対応

学会分類 2021（食事）	ユニバーサルデザインフード®	スマイルケア食®	えん下困難者用食品	そしゃく配慮食品
嚥下訓練食品 0j		赤 0	許可基準Ⅰ	
嚥下調整食 1j	かまなくてもよい	赤 1	許可基準Ⅱ	
嚥下調整食 2-1		赤 2	許可基準Ⅲ	
嚥下調整食 2-2		黄 2		かまなくてよい食品
嚥下調整食 3	舌でつぶせる	黄 3		舌でつぶせる食品
嚥下調整食 4	歯ぐきでつぶせる	黄 4		歯ぐきでつぶせる食品
	容易にかめる	黄 5		容易にかめる食品

表2 スマイルケア食®の黄マークの規格

黄 2	かまなくてよい食品	かまずに飲み込める程度のもの
黄 3	舌でつぶせる食品	舌と口蓋の間で押しつぶせる程度のもの
黄 4	歯ぐきでつぶせる食品	容易にかめる食品と、舌でつぶせる食品の中間程度のもの
黄 5	容易にかめる食品	容易にかみ切り、かみ砕きまたはすりつぶせる程度のもので、適度なかみ応えを有するもの

スマイルケア食®は大きく3種に分けられ、青マーク、黄マーク、赤マークで区分しています。そのうち、摂食機能の問題に対応しているのは、黄マークと赤マークです。それぞれのマーク利用許諾ルールに適合し、マーク利用申請の手続きを踏むことで、これらのマークを商品につけることができます。各マークの利用許諾企業・商品は農林水産省のホームページ上で公表されています[2)]。

黄マークは、かむことに問題がある人向けの食品です。通常の食品に比して咀嚼に要する負担が小さい性状、かたさ、そのほかの品質を備えた加工食品としており、JAS規格「そしゃく配慮食品」の該当品にマークが利用できます。黄2から黄5まであり、数字が小さいほうがよりかむ負担が小さくなっています（**表2**）。

赤マークは、飲み込むことに問題がある人向けの食品です。消費者庁が管轄する特別用途食品の「えん下困難者用食品」の許可食品にマークが利用でき、許可基準Ⅰが赤0、許可基準Ⅱが赤1、許可基準Ⅲが赤2に対応します。数字が小さいほうがより容易に飲み込めることを示します。なお、特別用途食品は規格基準として、特徴および物性値（かたさ、付着性、凝集性）が定められています。赤0はその物性を達成するために、一般に栄養密度が低く、食事としての栄養量は期待できません。

介護食品以外の市販品

介護食品以外の市販品についても、把握しておきましょう。近隣の食品販売店を調査し、嚥下調整食に相当する一般食品をまとめておくと、療養者やその家族、ホームヘルパーへの情報提供ができます。地域の管理栄養士と協働して作成するとよいです。

また、市販品ではありませんが、嚥下調整食が提供できる飲食店も少しずつみられるようになってきています。調理師の育成を担っている公益社団法人調理技術技能センターでは、調理師向けの嚥下調整食研修を2021（令和3）年度から開講しており、今後そのような飲食店が増加する見込みです。摂食嚥下障害者の食生活の豊かさをめざし、このような情報の収集もしておきましょう。

引用・参考文献

1) 日本摂食嚥下リハビリテーション学会嚥下調整食委員会．日本摂食嚥下リハビリテーション学会嚥下調整食分類2021．日本摂食嚥下リハビリテーション学会雑誌．25（2），2021，135-49．
2) 農林水産省．スマイルケア食（新しい介護食品）．（https://www.maff.go.jp/j/shokusan/seizo/kaigo.html，2022年6月閲覧）．

食具や食器の選び方

日本歯科大学口腔リハビリテーション多摩クリニック歯科衛生士
水上美樹（みずかみ・みき）

文京学院大学保健医療技術学部作業療法学科教授
西方浩一（にしかた・ひろかず）

はじめに

成人における摂食嚥下障害の原因は、脳血管疾患、神経・筋疾患、口腔・咽頭がんなどさまざまであり、その症状も多岐にわたっています。自食に必要な手指に麻痺がある、腕の可動域（動く範囲）に制限があるなどの場合には、食形態の調整だけでなく、食具・食器の調整が必要になります。対象者に適した食具・食器でない場合は、適当な量をスプーンですくえないことや、うまく口に運べないことなどにより、食事時間の延長や疲労が起こり、むせや誤嚥につながる場合もあります。さらに、口に運ぶまでに食べこぼしてしまったり、疲労によって食べ残す量が増えたりすることは、栄養摂取にも影響をおよぼしかねません。

本稿では、主体的かつ安全に自分で食べたいものを選び、食べる楽しみを味わううえで欠かせない、食具を使うための上肢機能の説明と介助用食具・食器を紹介します。

食具や食器を選ぶ際に考慮すべき上肢機能

上肢機能とは

食具や食器を選ぶ際に必要になる上肢機能とは、どのようなものでしょうか。上肢機能は、対象物へのリーチ（手を伸ばすこと）、把持（握ったまま保持すること）、操作、リリース（離すこと）などで構成されています（**図1**）。これらの上肢機能は、おもに肩、肘、前腕、手首、手指の関節の動きを中心としています。肩関節は、運動の大きな方向を調節し、肘関節を用いてその距離を調整します。前腕や手首の関節では物体に対する手の向きの微調整を行います。そして手指はつかむ、離す、すくうなどの最終目的となる操作を可能にします。そのほかに、道具の質感を感じる触覚や筋肉の動きを感知する固有受容覚、食べものや動きを目でとらえる視覚なども関与します。

たとえば、スプーンで皿から食べものをすくい、口まで運ぶ機能を考えてみましょう。このときに必要な上肢機能は、スプーンの把持、上肢全体を使用してスプーンを皿まで到達させること（リーチ動作）、手指や手首などを調整して皿のなかの食べものをスプーンですくうこと、すくった食べものを落とさないようスプーンの平衡を保ちながら手指を調整し、口まで運ぶことです。上肢機能は、これら一連の動きを協調的に行うことができる機能です。

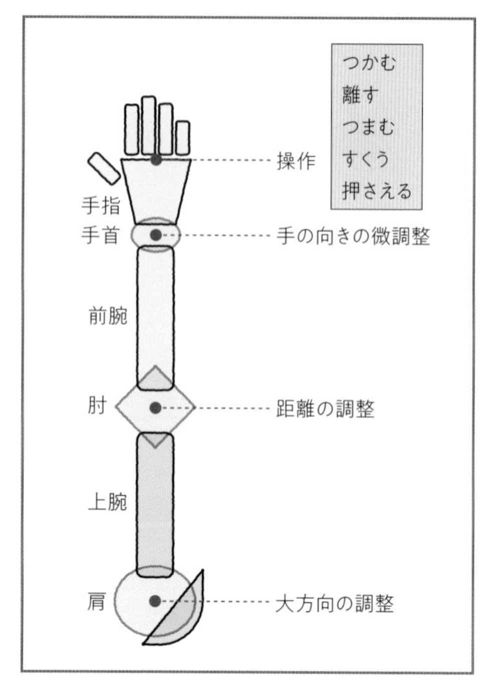

図1 上肢機能

把持機能と操作機能

スプーンやフォークなどの把持機能は手掌握り（手掌全体を用いた握り）、手指握り（4本の指と母指に空間ができる握り）、3指握り（母指、示指、中指を用いた握り）などに大別されます（**図2**）。手掌握りでは、肩や肘の関節運動が中心となります。手指握りでは、肩や肘に加え手首の運動も加わるようになります。3指握りには、指の細かい関節運動は伴わず、手が一塊となって動く「静的3指握り」と、指の関節運動を伴いながら操作することができる「動的3指握り」があります。成人が鉛筆などの筆記具を操作する際は、動的3指握りを使用していることがほとんどです。スプーンやフォークの操作では、手掌握りや手指握りの段階からも可能ですが、箸の操作には動的3指握りのはたらきが必要になります。つまり、箸などの2つの棒状のものを細かく操作するには指先の個々の動きが必要になります。

脳血管障害を呈した片麻痺者の上肢機能や手指機能の回復過程は、麻痺により筋が弛緩し随意的に動かすことができない段階から、上肢や手指全体を共同的に動かす段階、肩、肘、手首や手指を分離して動かせる段階へと変化します。食具や食器の選択には、対象者の上肢機能、手指機能の回復段階に合わせて、食具の長さ、柄の太さ、角度などの調整を検討することが重要です。また重度の麻痺がある場合には、麻痺していない側の上肢の使用も検討する必要があります。

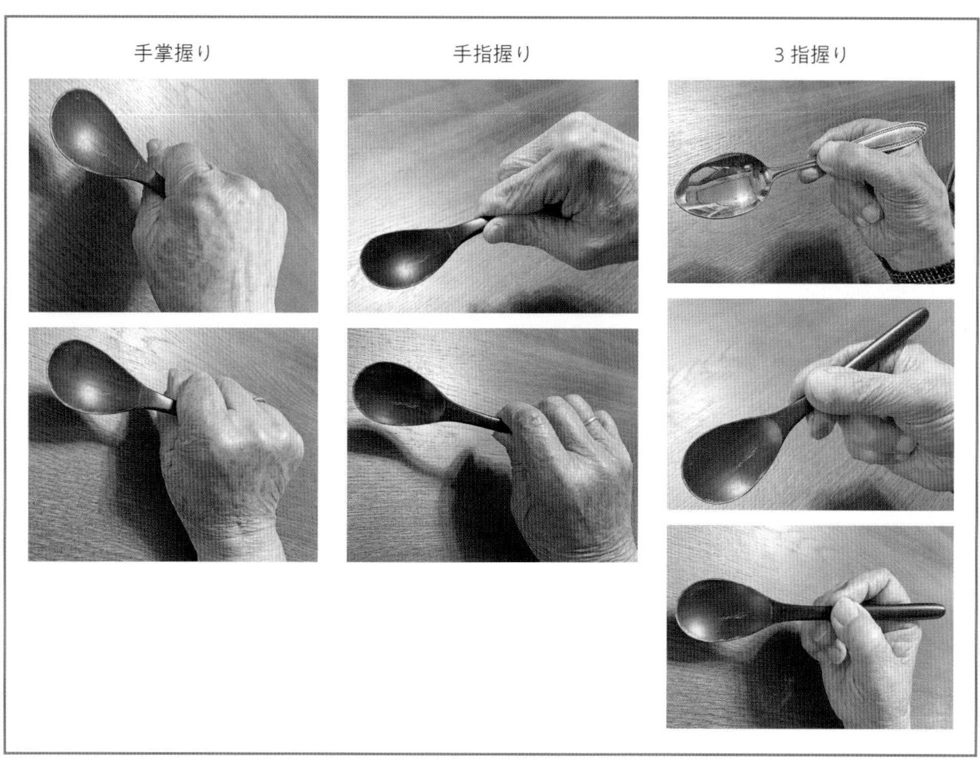

図2 把持機能

上肢機能が安定するための坐位姿勢

上肢機能を安定して使用するためには、坐位姿勢の安定も必要です。坐位姿勢の不安定さは、上肢の機能をつかさどるさまざまな筋肉と運動に影響をおよぼすことがあります。たとえば、肩や肩甲骨周辺、首の筋肉は、体幹機能の不安定さを軽減する目的で使用されることがあります。つまり、体幹のはたらきが不十分だと肩がすぼまり、首などにも力が入ってしまい、上肢全体の動きがぎこちなくなります。姿勢の安定はスムーズな上肢機能を発揮し、食具や食器をより使いやすくします。

上肢機能を安定して使用するための姿勢は、体幹を起こし肘を90°程度曲げた位置にテーブルの高さがある状態です。テーブルが高すぎて肩を外転しなければならない姿勢では、上肢への負担が増大し、疲れやすくなります。

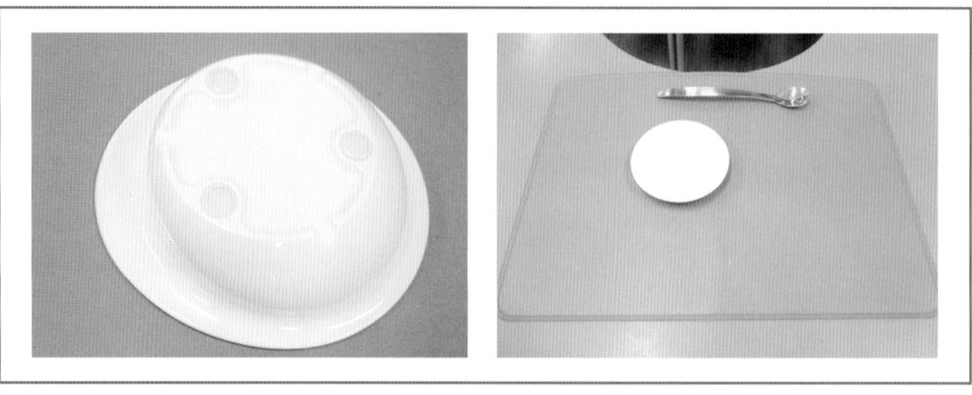

図 3 すべり止めのついた食器（左）、すべり止めマット（右）

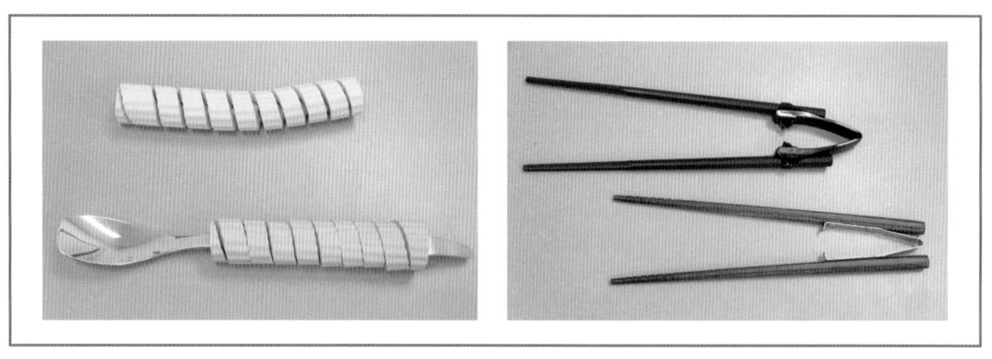

図 4 食具の柄を太くする器具（左）、トング式の箸（右）

介助用食具・食器

食器がすべらないようにする

麻痺によって食器を支えられない場合には、すべり止めつきの皿やお椀を使うとよいです。そのほかに、すべり止めマット（またはシート）を食器の下に敷くことも自食を行ううえで有効です（**図 3**）。

柄を太くする

麻痺やリウマチなどで食具を握る機能に障害がある場合、食具の柄を太くすることで把持しやすくなります。箸の場合には、トング式のものを使うと 3 指握りがむずかしい場合でも手掌握りで把持できることがあります（**図 4**）。

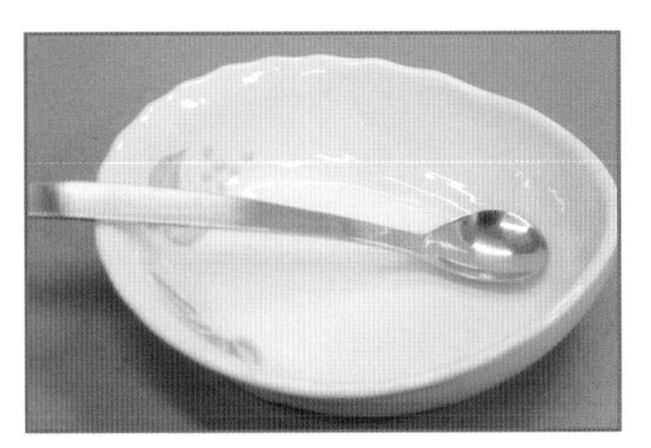

図5 すくい取りやすい皿

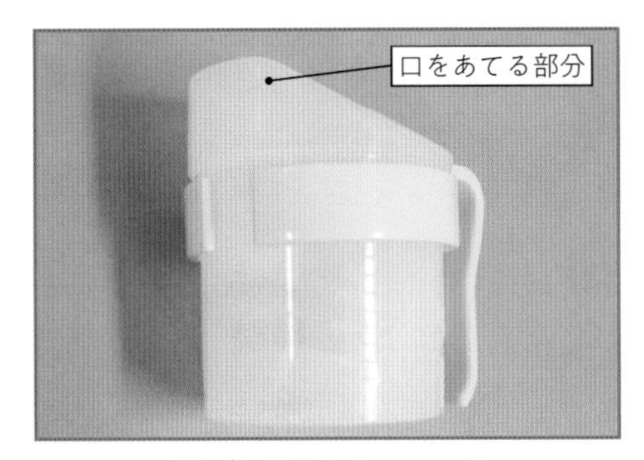

図6 飲みやすいコップ

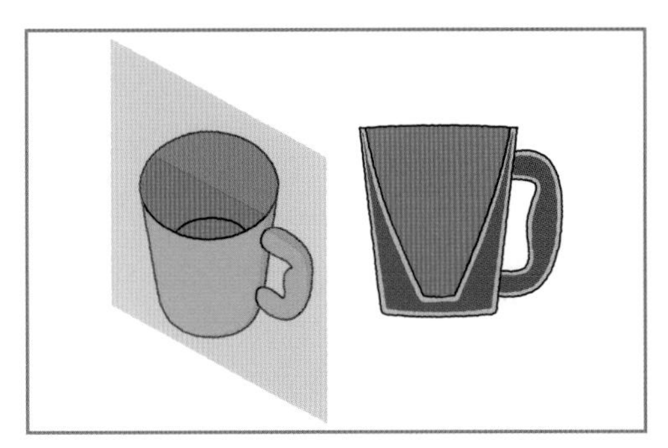

図7 内部が二重構造になっているカップ（イメージ）

食べものをすくい取りやすくする

皿の縁が高くなっているところにスプーンやフォークをあてると、食べものをすくったり刺しやすくなり、こぼしにくくなります（**図5**）。素材は、メラミン・磁器・陶器などがあり色や柄も多彩につくられているので、好みや料理に合わせて選ぶことができます。

飲みやすいコップ

図6のコップは、傾けても鼻があたらないので、水分でむせやすい人が顔を上に向けることなく飲めます。そのほかに、内側が2層構造になっており、少し傾けるだけで飲める湯飲みやカップ（**図7**）があり、むせの予防のほかに肩や腕の可動域に制限がある人には飲みやすいです。

引用・参考文献

1) 西方浩一．小児リハビリテーションの基礎知識（3）上肢・手指機能発達の基礎知識．肢体不自由教育．(237)，2018，50-3.

資料ダウンロード方法

本書の資料は、WEB ページからダウンロードすることができます。以下の手順でアクセスしてください。

■メディカ ID（旧メディカパスポート）未登録の場合

メディカ出版コンテンツサービスサイト「ログイン」ページにアクセスし、「初めての方」から会員登録（無料）を行った後、下記の手順にお進みください。

https://database.medica.co.jp/login/

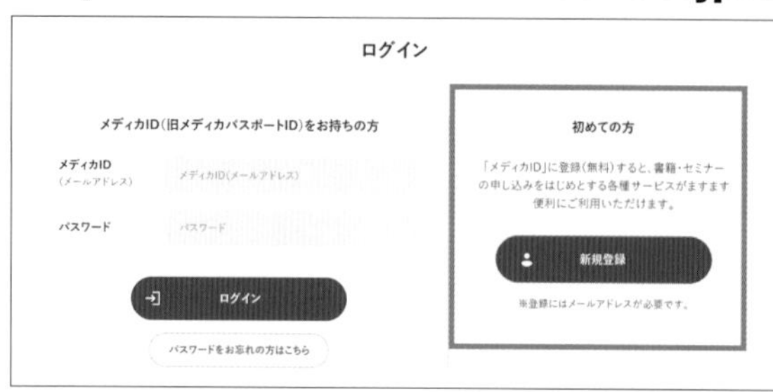

■メディカ ID（旧メディカパスポート）ご登録済の場合

①メディカ出版コンテンツサービスサイト「マイページ」にアクセスし、メディカ ID でログイン後、下記のロック解除キーを入力し「送信」ボタンを押してください。

https://database.medica.co.jp/mypage/

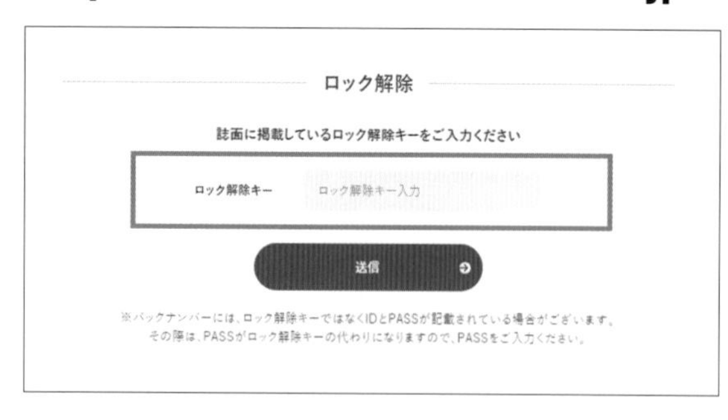

②送信すると、「ロックが解除されました」と表示が出ます。「ファイル」ボタンを押して、一覧表示へ移動してください。

③ダウンロードしたい資料のサムネイルを押すと「ダウンロード」ボタンが表示され、資料のダウンロードが可能になります。

ロック解除キー　ta2ae4thr

＊WEB ページのロック解除キーは本書発行日（最新のもの）より 3 年間有効です。有効期間終了後、本サービスは読者に通知なく休止もしくは終了する場合があります。
＊メディカ ID・パスワードの、第三者への譲渡、売買、承継、貸与、開示、漏洩にはご注意ください。
＊ロック解除キーの第三者への再配布、商用利用はできません。データは研修ツール（講義資料・配布資料など）としてご利用いただけます。
＊図書館での貸し出しの場合、閲覧に要するメディカ ID 登録は、利用者個人が行ってください（貸し出し者による取得・配布は不可）。
＊雑誌や書籍、その他の媒体および学術論文に転載をご希望の場合は、当社まで別途お問い合わせください。
＊ダウンロードした資料をもとに作成・アレンジされた個々の制作物の正確性・内容につきましては、当社は一切責任を負いません。

第 5 章

ダウンロード

WEBで ダウンロードできる 嚥下調整食レシピ

えびしんじょう

岩手県立中部病院診療支援室栄養管理科主任調理師　今宮和歌子（いまみや・わかこ）
岩手県立中部病院診療支援室栄養管理科主任調理師　越場敬彦（こえば・たかひこ）
岩手県立中部病院診療支援室栄養管理科調理師　豊島明子（とよしま・あきこ）
岩手県立中部病院診療支援室栄養管理科栄養管理科長　伊藤美穂子（いとう・みほこ）

L5

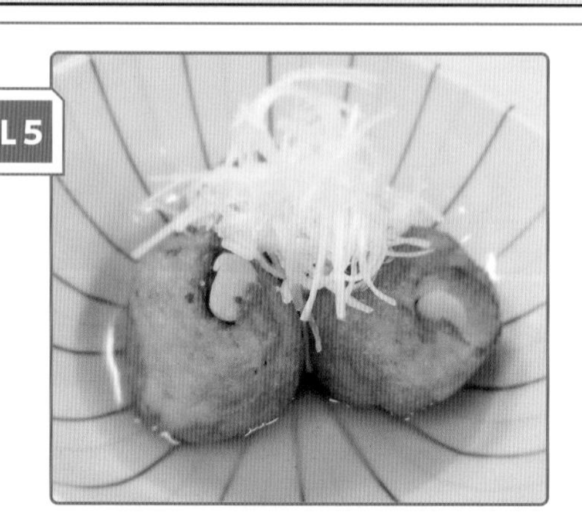

栄養価（1人分）

エネルギー	181kcal
たんぱく質	13.2g
脂質	9.5g
炭水化物	9.1g
食物繊維	1.3g
食塩相当量	0.7g

材料（1人分）

A
- しばえび …… 60g
- はんぺん …… 30g
- かたくり粉 …（小さじ1/2）1.5g
- 酒 …（小さじ1/2）2.5g
- 食塩 …… 0.2g

えだまめ（冷凍） …… 5g

B
- だし汁 ……（大さじ2）30g
- こいくちしょうゆ …（小さじ1/4）1.5g
- 酒 …（小さじ1/2）2.5g
- 食塩 …… 0.3g
- しょうが（おろし） …… 1.0g
- かたくり粉 …（小さじ1/2）1.5g

ねぎ …… 3g
揚げ油 …… 適量

つくりかた

❶Ａをフードプロセッサーにかけて、なめらかになるまで攪拌する。
❷❶にえだまめを加え、よく混ぜる。
❸❷を人数分に分けて丸め、160℃の油で揚げる。
❹鍋にＢを入れ、とろみがつくまで加熱する。
❺❸を器に盛りつけ、❹のあんをかけ、白髪ねぎを飾る。

ポイント

◎嚥下障害のある方と家族が同じものを食べられるように、やわらかさと味の調節がしやすいレシピです。
◎コードL4→L3→L2に展開するときに、絹ごし豆腐、牛乳を加えることによって、たんぱく質量をアップすることができます。
◎しばえびの代わりに、たら、かれいを、牛乳の代わりに豆乳を使用してもよいでしょう。
◎青粉のりを加えると、磯の風味が増します。

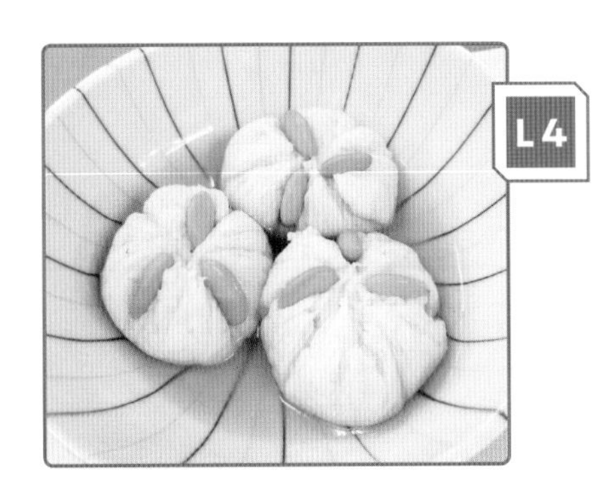

つくりかた

❶ L5のAに、**絹ごし豆腐30g**を加え、フードプロセッサーにかけて攪拌する。
❷ ❶をラップで茶巾包みにし、半分に切ったえだまめを飾る。
❸ 蒸し器で10分蒸す。
❹ ❸を器に盛りつけ、L5のあんをかける。

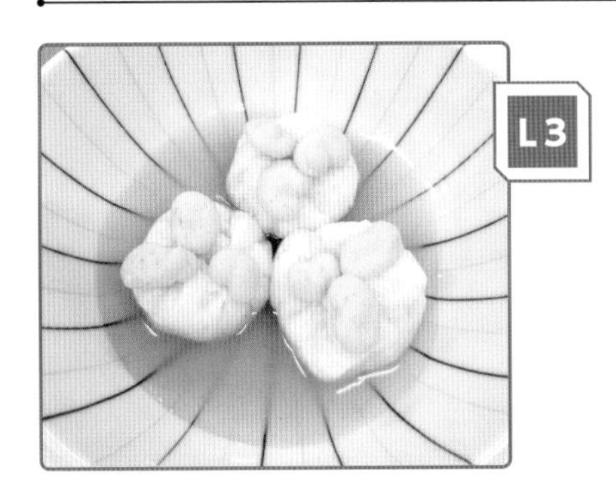

つくりかた

❶ L4のAに**牛乳40mL**を加え、ミキサーにかけてざるでこす。
❷ ❶を鍋に移し、重量の1.6％の**ソフティアG**を加え、80℃以上になるまで加熱する。
❸ ❷を型に入れて冷やし固める。
❹ ゆでたえだまめに重量の50％の**湯**を加えてミキサーにかけ、ざるでこして鍋に移す。
❺ ❹に重量の1.2％の**ソフティアG**を加え、80℃以上になるまで加熱する。
❻ ❺をえだまめのかたちに絞り出し、冷やし固める。
❼ ❸と❻を器に盛りつけ、L5のあんに**ソフティア1SOL**でとろみをつけてかける。

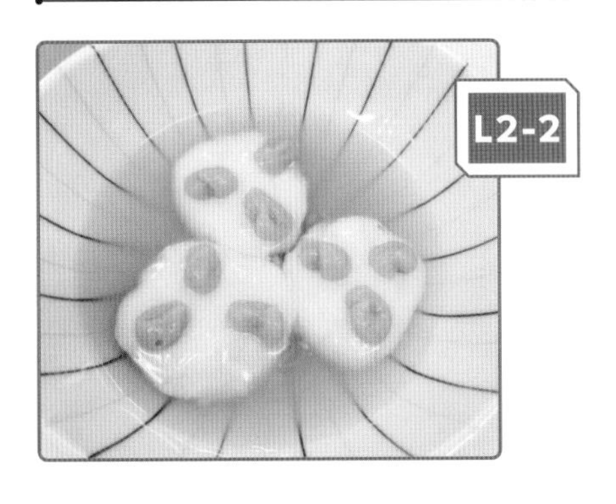

つくりかた

❶ L3のAをミキサーにかけてざるでこす。
❷ **ソフティア1SOL**を加え、ヨーグルト状になるまで粘度を調整する。
❸ えだまめも同じように仕上げる。
❹ ❶と❸を器に盛りつけ、L3のあんをかける。

筑前煮

岩手県立中部病院診療支援室栄養管理科主任調理師　今宮和歌子（いまみや・わかこ）
岩手県立中部病院診療支援室栄養管理科主任調理師　越場敬彦（こえば・たかひこ）
岩手県立中部病院診療支援室栄養管理科調理師　豊島明子（とよしま・あきこ）
岩手県立中部病院診療支援室栄養管理科栄養管理科長　伊藤美穂子（いとう・みほこ）

L5

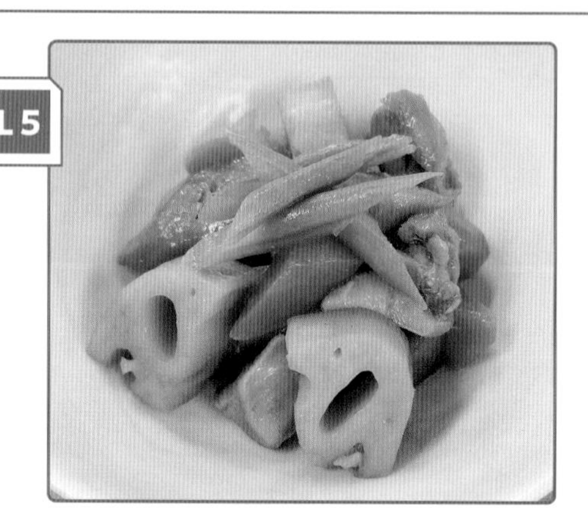

栄養価（1人分）

エネルギー	168kcal
たんぱく質	11.4g
脂質	4.7g
炭水化物	17.6g
食物繊維	3.9g
食塩相当量	0.9g

材料（1人分）

鶏もも肉		60g
れんこん（水煮）		50g
にんじん		30g
ごぼう		25g
さやいんげん		25g
A	酒	3g
	みりん	4g
	砂糖	1g
	こいくちしょうゆ	5g
	だし汁	50mL
油		2g

つくりかた

❶鶏もも肉は一口大に切る。
❷ごぼうとにんじんは2～3cmの乱切りに、れんこんはいちょう切りにする。
❸鍋に油を入れて熱し、鶏もも肉を入れ、表面の色が変わるまで炒める。
❹❷を加え、全体的に油が回ったらAを加え、弱火で20分煮る。
❺さやいんげんを加え、5分程度煮詰める。
❻❺を器に盛りつける。

ポイント

◎ごぼう、れんこんのように繊維質が多い野菜は、食塩と重曹を加えた湯でゆでるとやわらかくなります。煮くずれを防ぐために、煮立たせないよう火加減を調節しましょう。
◎家庭で調理する場合、食塩と重曹を加えた湯でゆでたものを、汁ごとビニール袋に入れて冷凍保存することもできます。

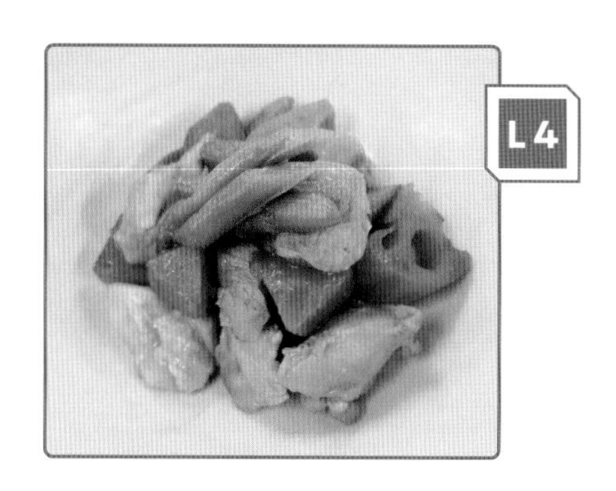

つくりかた

❶鶏もも肉は皮をとり除き、一口大に切る。
❷L5のつくりかたで❷の野菜を10分下ゆでする。
❸鍋に湯を沸かし、**重曹**と**食塩**を入れる（湯1Lに対して重曹3g、食塩6g）。❷を入れて10分ゆでる。さらにさやいんげんを加えて10分ゆでる。このとき、煮立たせないよう火加減を調節する。
❹鍋に油を熱し、❶の鶏もも肉を入れ、表面の色が変わるまで炒める。
❺❹に水気を切った❸とAを加え、弱火で10分間煮る。
❻❺を器に盛りつける。

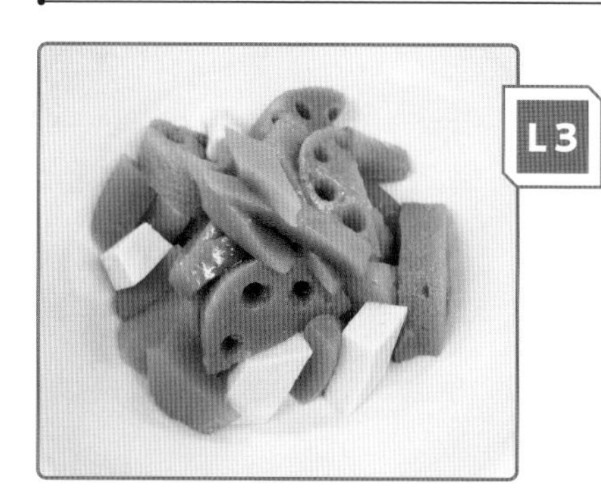

つくりかた

❶L5で完成した食材に、それぞれ重量の50％の**だし汁**を加え、ミキサーにかけてざるでこす。
❷❶を鍋に移し、重量の1.8％の**ソフティアG**を加え、80℃以上になるまで加熱する。
❸❷を型に入れて冷やし固める。
❹L5の煮汁に、**ソフティア1SOL**でとろみをつける。
❺❸を器に盛りつけ、❹の煮汁をかける。

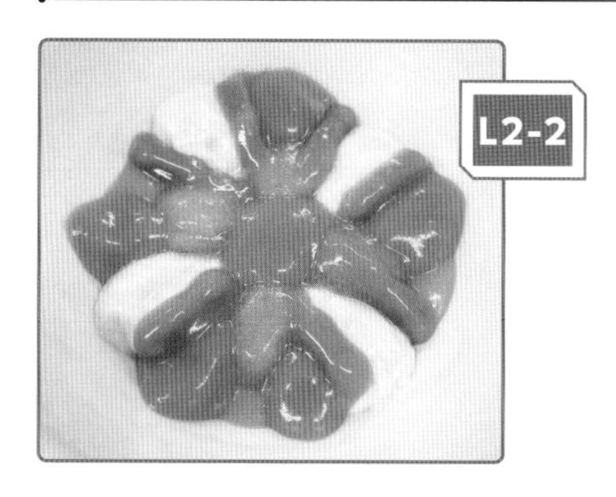

つくりかた

❶L5で完成した食材に、それぞれ**だし汁**を加えて、ミキサーにかけてざるでこす。
❷**ソフティア1SOL**を加えてヨーグルト状になるまで粘度を調整する。
❸❷を器に盛りつけ、L3のあんをかける。

しゅうまい

岩手県立中部病院診療支援室栄養管理科主任調理師　今宮和歌子（いまみや・わかこ）
岩手県立中部病院診療支援室栄養管理科主任調理師　越場敬彦（こえば・たかひこ）
岩手県立中部病院診療支援室栄養管理科調理師　豊島明子（とよしま・あきこ）
岩手県立中部病院診療支援室栄養管理科栄養管理科長　伊藤美穂子（いとう・みほこ）

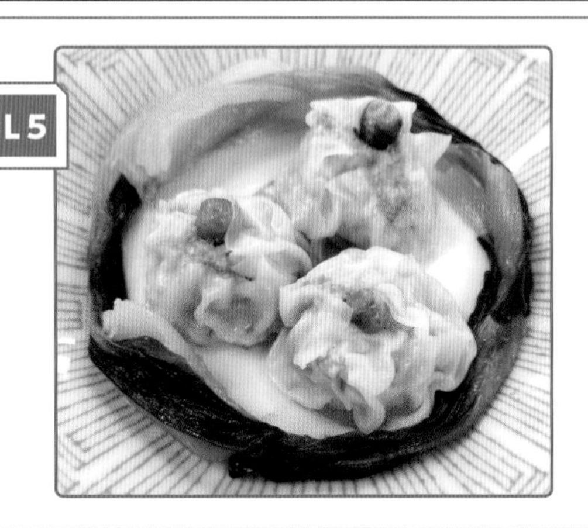

栄養価（1人分）

エネルギー	186kcal
たんぱく質	8.9g
脂質	11.6g
炭水化物	10.1g
食物繊維	1.3g
食塩相当量	0.9g

材料（1人分）

	豚ひき肉	40g
	絹ごし豆腐	20g
A	マヨネーズ	（大さじ1/2）7g
A	砂糖	（小さじ1/3）1g
A	こいくちしょうゆ	（小さじ1/2）3g
A	酒	（小さじ1/3）1.6g
A	食塩	0.3g
	たまねぎ	15g
	かたくり粉	（小さじ1/2）1.5g
	しゅうまいの皮	3枚
	グリンピース	3粒
	チンゲンサイ	20g
	食塩	0.1g

つくりかた

❶絹ごし豆腐は水切りしておく。
❷ボウルに豚ひき肉を入れ、粘りが出るまでよくこねる。
❸❷に❶とAを加え、よく混ぜる。
❹たまねぎはみじん切りにし、電子レンジ（600W）で1分加熱する。粗熱がとれたらかたくり粉をまぶし、❸に加える。
❺しゅうまいの皮で❹を包み、グリンピースをのせる。
❻❺を蒸し器に入れ、15分蒸す。
❼チンゲンサイを塩ゆでして器に盛り、❻をのせる。

ポイント

◎L4では、しゅうまいの皮を細かくきざんでまぶすことで、食べやすくなります。
◎生地を練るときに、絹ごし豆腐、マヨネーズを加えることでやわらかい食感になり、エネルギーやたんぱく質量のアップを図ることができます。
◎生地に味をつけることで、しょうゆの使用を控え、誤嚥リスクを避けることができます。

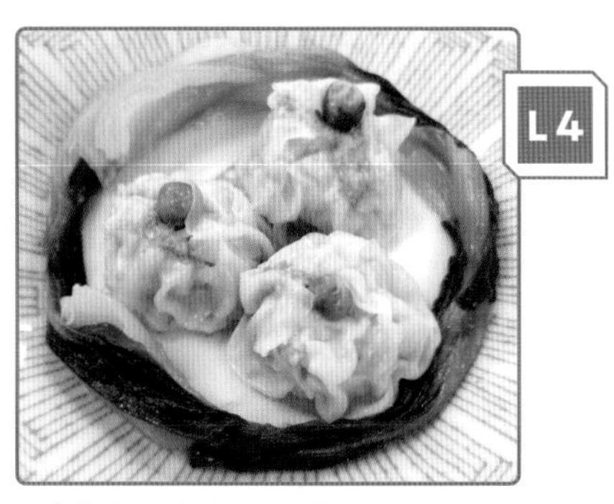
L4

※完成時の見た目はL5と同じになる。

つくりかた

❶しゅうまいの皮は半分に切り、5mm幅に切る。
❷L5のつくりかた❹を一口大に丸め、❶をまわりにまぶす。
❸❷を蒸し器に入れ、15分蒸す。
❹鍋に湯を沸かし、**食塩**と**重曹**を入れる（湯1Lに対し重曹3g、食塩6g）。チンゲンサイを入れ、煮立たせないように10分ゆでる。
❺❸と❹を器に盛りつける。

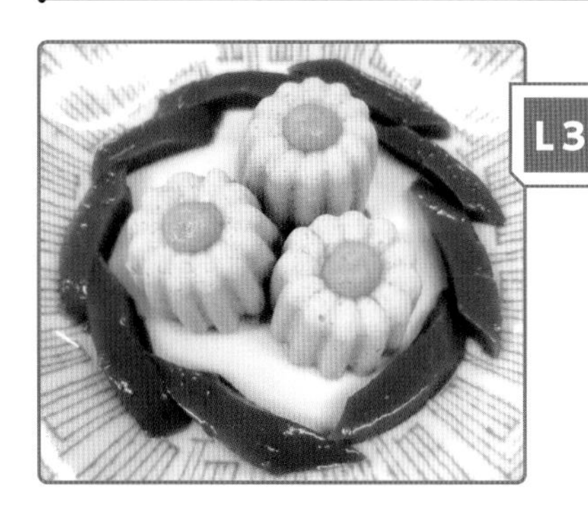
L3

つくりかた

❶L5のつくりかた❹をバットに平らにのばし、蒸し器で10分蒸す。
❷❶に重量の50％の**牛乳**を加え、ミキサーにかけてざるでこす。
❸❷を鍋に移し、重量の1.6％の**ソフティアG**を加え、80℃以上になるまで加熱する。
❹❸を型に入れて冷やし固める。
❺ゆでたグリンピースに湯を加え、ミキサーにかけてざるでこす。L4のつくりかた❹のチンゲンサイも同様に調理する。
❻❺を鍋に移し、それぞれ重量の1.2％の**ソフティアG**を加え、80℃以上になるまで加熱する。
❼❻のグリンピースは、❸の上に絞り出し冷やし固める。チンゲンサイは型に流し冷やし固める。
❽❼を器に盛りつける。

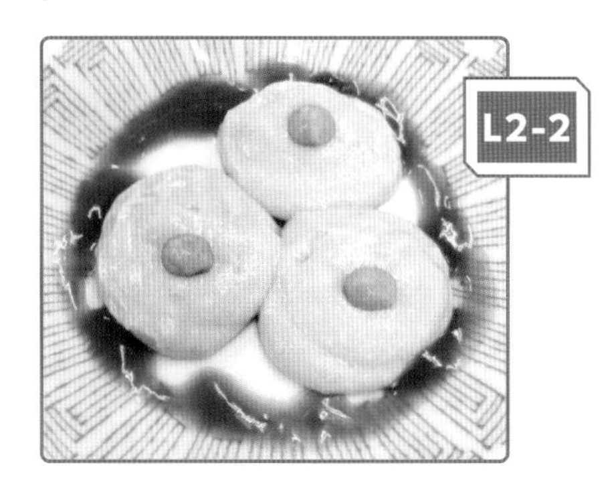
L2-2

つくりかた

❶L3のつくりかた❶に湯を加え、ミキサーにかけてざるでこす。
❷**ソフティア1SOL**を加えて、ヨーグルト状になるまで粘度を調整する。ゆでたグリンピース、チンゲンサイも同様に調理する。
❸❷を器に盛りつける。

タンドリーフィッシュ

岩手県立中部病院診療支援室栄養管理科主任調理師　今宮和歌子（いまみや・わかこ）
岩手県立中部病院診療支援室栄養管理科主任調理師　越場敬彦（こえば・たかひこ）
岩手県立中部病院診療支援室栄養管理科調理師　豊島明子（とよしま・あきこ）
岩手県立中部病院診療支援室栄養管理科栄養管理科長　伊藤美穂子（いとう・みほこ）

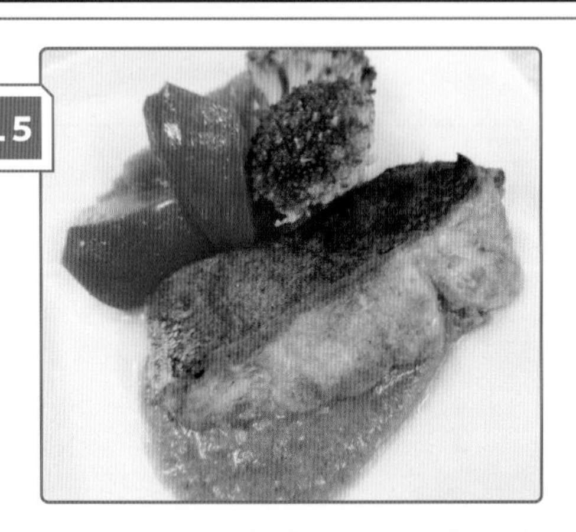
L5

栄養価（1人分）

エネルギー……126kcal
たんぱく質……12.6g
脂質……3.1g
炭水化物……9.9g
食物繊維……3.0g
食塩相当量……1.1g

材料（1人分）

たら……1切れ
食塩……0.1g
A
- プレーンヨーグルト……（大さじ1）15g
- カレー粉……1g
- ウスターソース……（小さじ1/2）3g
- トマトケチャップ……（小さじ1）6g
- しょうが（おろし）……2g
- にんにく（おろし）……2g
- 黒こしょう……少々

ブロッコリー……40g
食塩……0.1g
トマト……50g
オリーブ油……（小さじ1/2）2g

つくりかた

❶たらに食塩をふり、15分程度おいて出てきた水分をふきとる。
❷Aを混ぜ、たらに絡めて冷蔵庫で約40分漬け込む。
❸❷を、オーブン（180℃）で15分焼く。
❹ブロッコリーは食べやすい大きさに切り分けて塩ゆでにする。
❺トマトはくし形に切り、オリーブ油で加熱する。
❻❸～❺を器に盛りつける。

ポイント

◎L4で、ブロッコリーの色を保ちながらやわらかくゆでる方法として、安価で家庭でも手に入りやすい重曹を使用するとよいでしょう。ゆでるときに煮立たせないよう、火加減を調整しましょう。水で冷やすときに、水をためたボウルに網を入れて、流水で静かに冷やすことで、かたちを残すことができます。
◎L3で、牛乳を加えることで魚のくさみを軽減し、やわらかい質感を保つことができます。

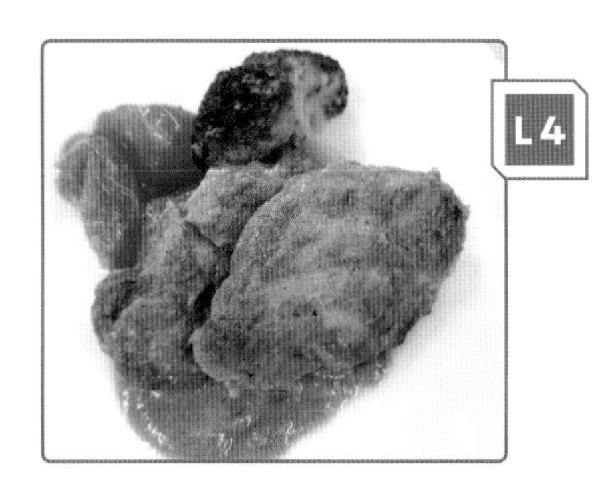

つくりかた

❶たらの皮と骨を取り除いて食塩をふり、15分程度おいて出てきた水分をふきとる。
❷Aを混ぜ、たらに絡めて、冷蔵庫で約40分漬け込む。
❸❷を、オーブン（180℃）で15分焼く。
❹鍋に湯を沸かし、**重曹**と**食塩**を入れる（湯1Lに対し重曹3g、食塩6g）。ブロッコリーを入れて5分ゆでる。
❺L5のつくりかた❺のトマトは、皮をとり、同様に加熱する。
❻❸～❺を器に盛りつける。

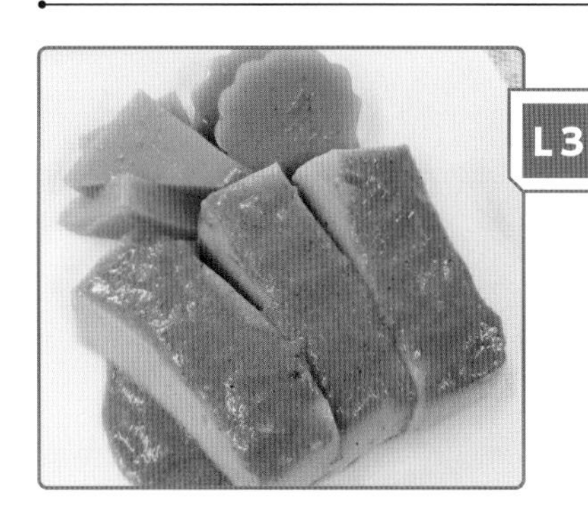

つくりかた

❶L4のつくりかた❸に、魚の重量の50％の**牛乳**を加え、ミキサーにかけてざるでこす。
❷❶を鍋に移し、重量の2％の**ソフティアG**を加え、80℃以上になるまで加熱する。
❸❷を型に入れて冷やし固める。
❹L4のつくりかた❹と❺に湯を加え、ミキサーにかけてざるでこす。
❺❹を鍋に移し、それぞれ重量の1.8％の**ソフティアG**を加え、80℃以上になるまで加熱する。
❻❺を型に入れて冷やし固める。
❼魚の漬けだれを加熱する。
❽❸、❻、❼を器に盛りつける。

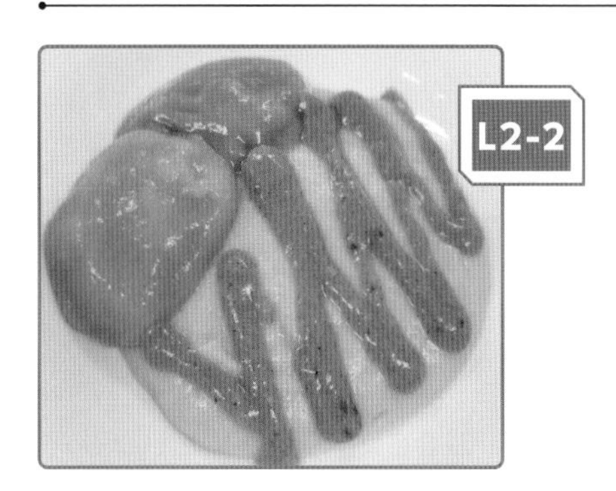

つくりかた

❶L3のつくりかた❶と❹に、**ソフティア1SOL**を加えて、ヨーグルト状になるまで粘度を調整する。
❷❶を器に盛りつける。

ロールドビーフ

岩手県立中部病院診療支援室栄養管理科主任調理師　今宮和歌子（いまみや・わかこ）
岩手県立中部病院診療支援室栄養管理科主任調理師　越場敬彦（こえば・たかひこ）
岩手県立中部病院診療支援室栄養管理科調理師　豊島明子（とよしま・あきこ）
岩手県立中部病院診療支援室栄養管理科栄養管理科長　伊藤美穂子（いとう・みほこ）

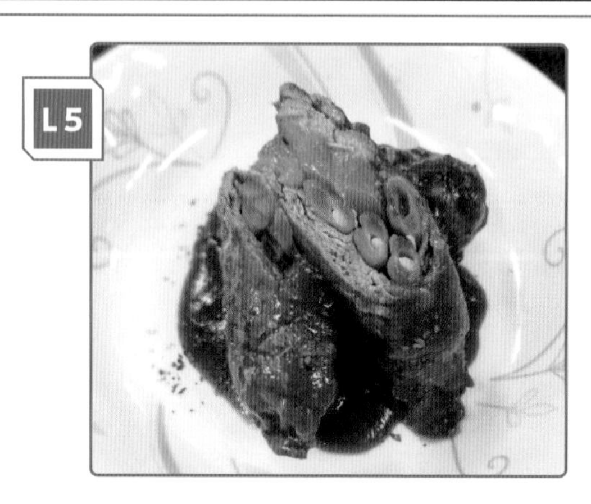

L5

栄養価（1人分）

エネルギー	263kcal
たんぱく質	14.6g
脂質	16.4g
炭水化物	13.6g
食物繊維	1.3g
食塩相当量	1.2g

材料（1人分）

	材料	分量
A	牛もも肉	80g
A	食塩	ひとつまみ
A	白こしょう	適量
	小麦粉	小さじ1
	油	小さじ1/2
	にんにく	1g
B	デミグラスソース	（大さじ2）36g
B	トマトケチャップ	（大さじ1/2）9g
B	水	10g
B	食塩	0.3g
B	白こしょう	適量
	さやいんげん	20g
	食塩	少々
	にんじん	20g
	パセリ（粉末）	適量

つくりかた

❶牛もも肉に、食塩、白こしょうをふり、下味をつける。
❷さやいんげんは塩ゆでする。にんじんは、さやいんげんと同じくらいの太さに切り、やわらかくなるまでゆでる。
❸❶に小麦粉をふり、さやいんげんとにんじんを巻き、全体に小麦粉をまぶす。
❹フライパンに油、スライスしたにんにくを入れ、軽く炒める。にんにくの香りが出てきたら、にんにくを取り出す。
❺❹に、❸の巻き終わりの部分を下にして焼く。
❻Bを混ぜ、フライパンに入れて肉とからめながら煮詰める。
❼肉を切り器に盛りつける。ソースをかけてパセリを散らす。

ポイント

◎L4～L2は、牛もも肉の代わりに、牛ひき肉、絹ごし豆腐を混ぜた肉のペーストで展開するレシピです。
◎L3では、牛乳を加えることで肉のくさみを軽減し、なめらかさがアップします。
◎肉の表面が乾く前に野菜を巻くと、野菜と肉がくっつき、口のなかでのばらつきを防ぐことができます。

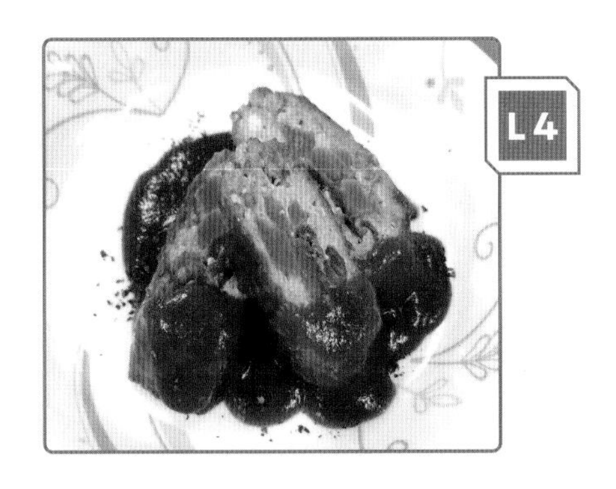

つくりかた

❶ **牛ひき肉50g、絹ごし豆腐20g、酒小さじ1/2、食塩0.2g**、白こしょうを混ぜる。

❷ ❶に、**溶き卵大さじ1、パン粉大さじ1、かたくり粉小さじ1**を加えてよく混ぜる。

❸ 鍋に湯を沸かし、**重曹**と**食塩**を入れる（湯1Lに対して重曹3g、食塩6g）。にんじんは、さやいんげんと同じくらいの太さに切り、先に鍋に入れて10分ゆでる。さやいんげんを加えて10分ゆでる。このとき、煮立たせないよう火加減を調節する。ゆであがったら、水にさらして冷やし、ざるにあげて水気を切る。

❹ ラップに❷を5mm程度の厚さにのばし、❸に小麦粉をふってからのせて巻く。

❺ L5のつくりかた❹～❼と同じ。

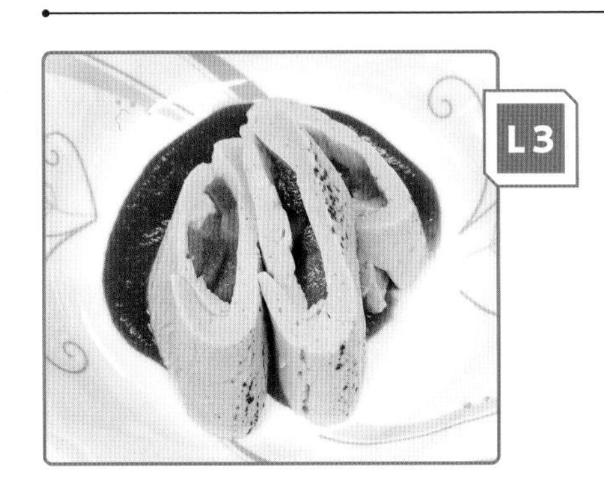

つくりかた

❶ L4のつくりかた❸に**湯**を加え、ミキサーにかけてざるでこす。

❷ ❶を鍋に移し、それぞれ重量の1.8％の**ソフティアG**を加え、80℃以上になるまで加熱する。型に入れて冷やし固める。

❸ L4のつくりかた❷を5mm程度の厚さにのばし、10分蒸す。重量の50％の牛乳を加え、ミキサーにかけてざるでこす。

❹ ❸を鍋に移し、重量の1.6％の**ソフティアG**を加え、80℃以上になるまで加熱する。

❺ ❹を粗熱がとれたらラップの上に流す。

❻ ❷を棒状に切り、❺にのせて巻き、冷やす。

❼ ラップを外した❻の表面を、バーナーであぶり焼き色をつける。

❽ ❼と加熱したBを盛りつける。

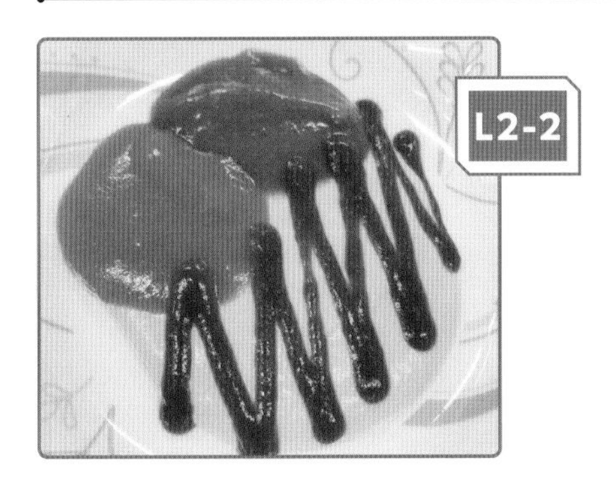

つくりかた

❶ L3のつくりかた❶と❸に、**ソフティア1SOL**を加えてヨーグルト状になるまで粘度を調整する。

❷ ❶と加熱したBを盛りつける。

ほうれんそうの白和え

岩手県立中部病院診療支援室栄養管理科主任調理師　今宮和歌子（いまみや・わかこ）
岩手県立中部病院診療支援室栄養管理科主任調理師　越場敬彦（こえば・たかひこ）
岩手県立中部病院診療支援室栄養管理科調理師　豊島明子（とよしま・あきこ）
岩手県立中部病院診療支援室栄養管理科栄養管理科長　伊藤美穂子（いとう・みほこ）

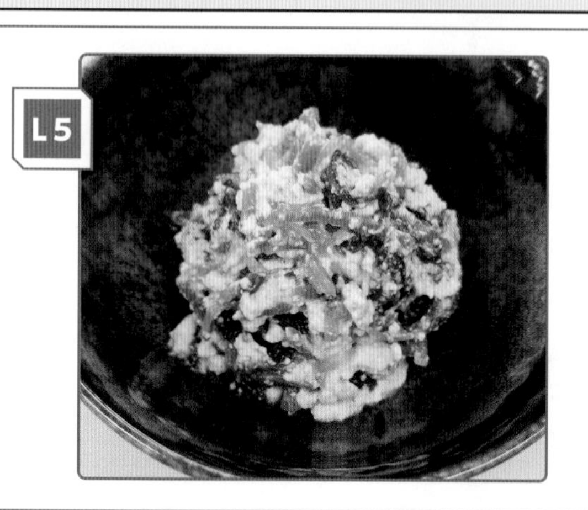

栄養価（1人分）

エネルギー……78kcal
たんぱく質……4.7g
脂質……4.6g
炭水化物……2.6g
食物繊維……2.8g
食塩相当量……0.4g

材料（1人分）

ほうれんそう……50g
にんじん……10g
だし汁……（大さじ2）30mL
絹ごし豆腐……40g
A
- ピーナッツバター……（大さじ1/2）9g
- みそ……（小さじ1/2）3g

つくりかた

❶ほうれんそうを3cm幅に切り、ゆでる。
❷にんじんは千切りにし、だし汁でやわらかくなるまで煮る。
❸❶と❷は、ゆであがったら冷やして水を切る。
❹絹ごし豆腐は、キッチンペーパーにのせて水切りする。
❺ボウルに絹ごし豆腐を入れ、泡立て器またはフォークでつぶす。
❻❺にAを合わせて混ぜる。
❼❻にほうれんそう、にんじんを入れて和える。
❽器に盛りつける。

ポイント

◎L4では、ほうれんそうを色よく仕上げる方法として、重曹を使用しました。
◎L4でゆでた食材は、やわらかくくずれやすいです。水で冷やすときは、水流を加減し、水を切るときは上から静かに押すことで、かたちがくずれるのを防ぐことができます。
◎和え衣に、ピーナッツバター、練りごま、練りくるみ、マヨネーズなどを加えることで、エネルギーとたんぱく質を増量することができます。
◎みそを使用することにより、離水を抑えることができます。

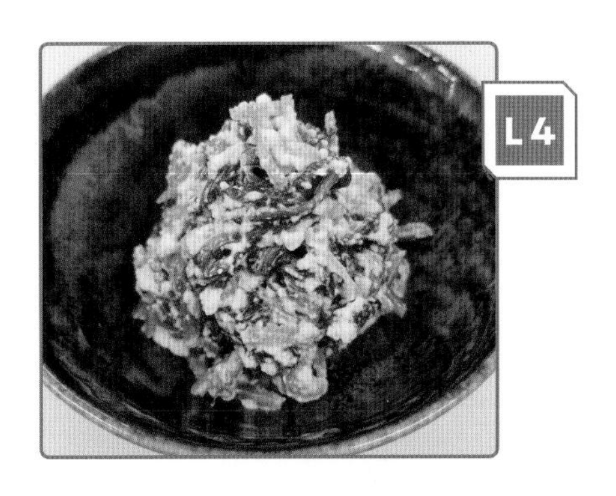

つくりかた

❶ L5のつくりかた❶と❷は、鍋に湯を沸かし、**重曹**と**食塩**を入れる（湯1Lに対して重曹3g、食塩6g）。にんじんは千切りにし、先に鍋に入れて10分ゆでる。ほうれんそうを加えて、指で軽くつまんだときにつぶれるくらいのやわらかにゆでる。このとき、煮立たせないよう火加減を調節する。

❷ ゆであがったら、水にさらして冷やし、ざるにあげて水気を切る。

❸ L5のつくりかた❹～❽と同じく器に盛りつける。

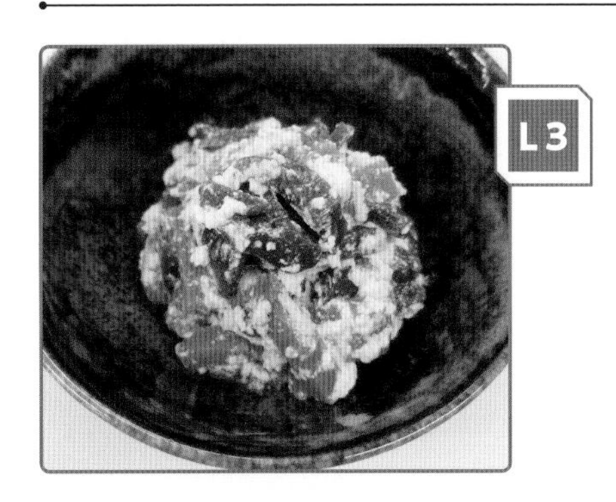

つくりかた

❶ L4のつくりかた❶に**湯**を加え、ミキサーにかけてざるでこす。

❷ ❶を鍋に移し、それぞれ重量の1.2％の**ソフティアG**を加え、80℃以上になるまで加熱する。

❸ ❷を型に入れて冷やし固めて、切る。

❹ L5のつくりかた❹～❽と同じく器に盛りつける。

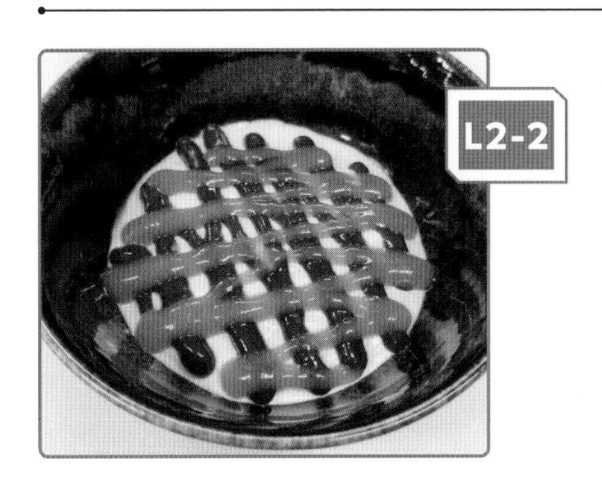

つくりかた

❶ L3のつくりかた❶に、それぞれ**ソフティア1SOL**を加えてヨーグルト状になるまで粘度を調整する。

❷ L5のつくりかた❻を、ミキサーにかけざるでこしたものに**ソフティア1SOL**を加え、ヨーグルト状になるまで粘度を調整する。

❸ ❶と❷を器に盛りつける。

アップルパイ

岩手県立中部病院診療支援室栄養管理科主任調理師　今宮和歌子（いまみや・わかこ）
岩手県立中部病院診療支援室栄養管理科主任調理師　越場敬彦（こえば・たかひこ）
岩手県立中部病院診療支援室栄養管理科調理師　豊島明子（とよしま・あきこ）
岩手県立中部病院診療支援室栄養管理科栄養管理科長　伊藤美穂子（いとう・みほこ）

L5

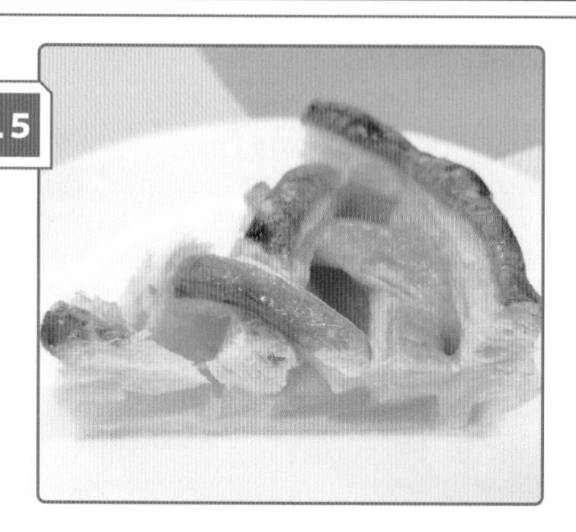

栄養価（1人分）

エネルギー	196kcal
たんぱく質	2.9g
脂質	7.3g
炭水化物	28.6g
食物繊維	1.2g
食塩相当量	0.2g

材料（1人分）

	冷凍パイシート	1/4枚
	りんご	80g
A	砂糖	（大さじ1）9g
A	水	50mL
A	レモン果汁	（小さじ1/2）2.5g
	シナモン	適量
	カスタードプリン	20g
B	卵黄	1/4個
B	水	適量

つくりかた

❶りんごの皮をむき、芯をとり、厚さ1cmに切る。
❷鍋に❶とAを入れ、りんごが透きとおって水気がなくなるまで加熱し、シナモンを加えて冷ます。
❸解凍したパイシートに、カスタードプリンをぬり、その上に❷を並べる。
❹もう1枚のパイシートを1cm幅に切り、❸に格子状にのせる。端にものせる。
❺Bを混ぜたものを表面に塗る。
❻オーブン（180℃）で20分加熱する。
❼器に盛りつける。

ポイント

◎L4では、パイ特有のバターの風味が感じられるようパイ菓子（パイ生地を焼いたものでも可）を使用し、口のなかでまとまりやすいようにカスタードプリンをつなぎにしました。

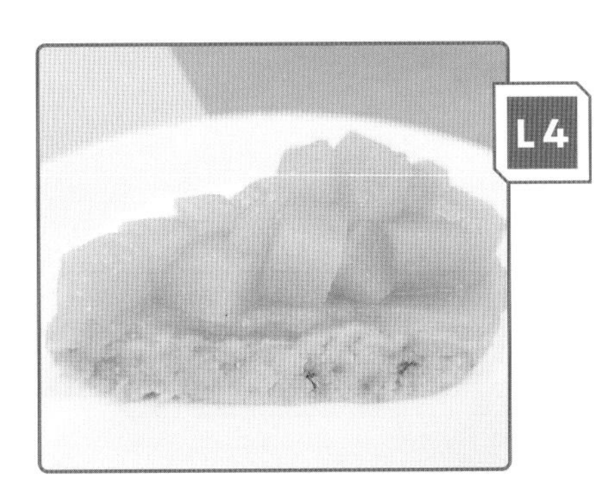

つくりかた

❶ L5のつくりかた❷を、ミキサーにかけざるでこす。
❷ ❶を鍋に移し、重量の1％の**ソフティアG**を加え、80℃以上になるまで加熱する。
❸ ❷を型に入れて冷やし固める。
❹ 細かく砕いた**パイ菓子20g**、カスタードプリン20g、**牛乳大さじ1、りんごジュース大さじ1**を混ぜる。
❺ ❹を厚さ2cm程度にのばし、❸を角切りにしてのせる。
❻ 器に盛りつける。

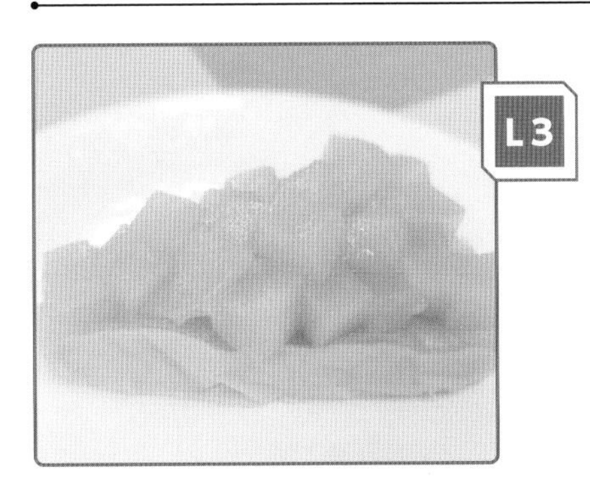

つくりかた

❶ 細かく砕いた**パイ菓子20g**、カスタードプリン20g、**牛乳大さじ2、りんごジュース大さじ2**を混ぜ、ミキサーにかけてざるでこす。
❷ ❶を鍋に移し、重量の0.5％の**ソフティアG**を加え、80℃以上になるまで加熱する。
❸ ❷を型に入れて冷やし固める。
❹ ❸を切り、L4のつくりかた❸を角切りにしてのせる。
❺ 器に盛りつける。

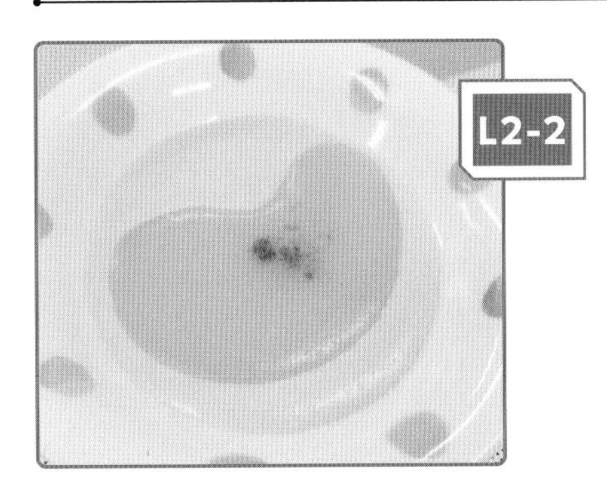

つくりかた

❶ L4のつくりかた❶とL3のつくりかた❶に、それぞれ**ソフティア1SOL**を加えてヨーグルト状になるまで粘度を調整する。
❷ 器に盛りつける。

豆大福

岩手県立中部病院診療支援室栄養管理科主任調理師　今宮和歌子（いまみや・わかこ）
岩手県立中部病院診療支援室栄養管理科主任調理師　越場敬彦（こえば・たかひこ）
岩手県立中部病院診療支援室栄養管理科調理師　豊島明子（とよしま・あきこ）
岩手県立中部病院診療支援室栄養管理科栄養管理科長　伊藤美穂子（いとう・みほこ）

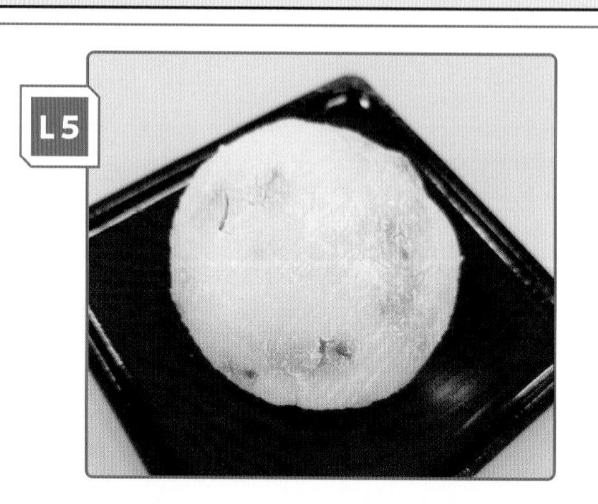

栄養価（1人分）

エネルギー	140kcal
たんぱく質	3.7g
脂質	0.3g
炭水化物	28.7g
食物繊維	2.3g
食塩相当量	0g

材料（1人分）

- 赤えんどうまめ（ゆで）……10g
- A
  - 白玉粉……（大さじ1）9g
  - 上新粉……（大さじ1）9g
- 水……（大さじ2）30g
- こしあん……20g
- かたくり粉（うち粉）……（大さじ1）8g

つくりかた

❶こしあんは丸めておく。
❷耐熱ボウルにAを入れて混ぜ、水を加えてよく混ぜる。
❸❷にラップをかけ、電子レンジ（600W）で1分加熱する。
❹一度取り出しよく混ぜる。さらに30秒加熱したら混ぜる。半透明になりツヤが出るまでくり返す。
❺赤えんどうまめを加え、混ぜる。
❻バットにかたくり粉を敷き、その上に❺をのせてかたくり粉をかける。
❼❻であんを包む。
❽器に盛りつける。

ポイント

◎L4からは、米粉の餅生地です。見た目は餅ですが、米粉を使うと粘りが抑えられ、スプーンですくうことができ、口のなかで溶けるやわらかい生地です。
◎こしあんの代わりに、くだもののコンポート（L4）、くだもののコンポートをミキサーにかけてゼリー状にしたもの（L3）など、アレンジができます。

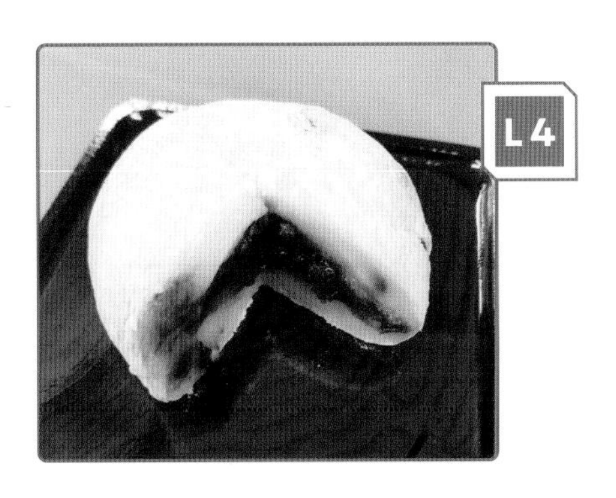

つくりかた

❶赤えんどうまめは、細かくきざむ。
❷耐熱ボウルに**米粉20g**、**湯80mL**を入れて混ぜる。
❸❷に重量の1%の**ソフティアU**を加えて混ぜる。
❹❸にラップをかけ、電子レンジ（600W）で1分加熱する。
❺一度取り出しよく混ぜる。さらに30秒加熱したら混ぜる。80℃以上になるまでくり返す。
❻❶を加え、混ぜる。
❼カップにラップを敷き、❻をカップの1/2くらいまで流す。
❽L5のつくりかた❶のあんを入れ、残りの生地を流して、ラップでふたをして冷やす。
❾バットにかたくり粉を敷き、その上に❽をのせてかたくり粉をかける。
❿器に盛りつける。

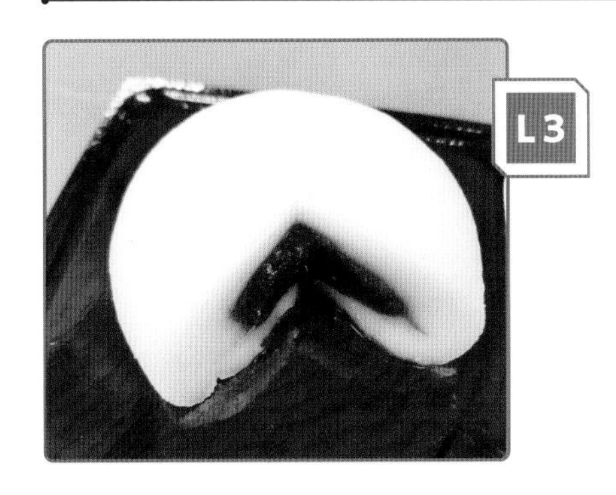

つくりかた

❶L4のつくりかた❷～❺の手順で生地をつくる（加熱時間は30秒くらいに）。
❷カップにラップを敷き、❶をカップの1/2くらいまで流す。
❸L5のつくりかた❶のあんを入れ、残りの生地を流して、ラップでふたをして冷やす。
❹バットにかたくり粉を敷き、その上に❸をのせてかたくり粉をかける。
❺器に盛りつける。

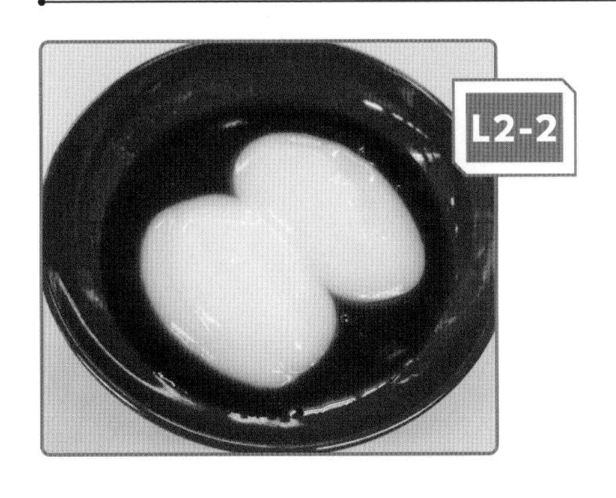

つくりかた

❶耐熱ボウルに**米粉20g**、**湯100mL**を入れて混ぜる。
❷L4のつくりかた❹～❺の手順で生地をつくる（加熱時間は30秒くらいに）。
❸こしあんに**湯**を加えてのばし、ヨーグルト状になるまで粘度を調整する。
❹器に盛りつける。

索引

欧文

あ行

か行

さ行

た行

な行

は行

ま・や・ら行

★増刊への感想・提案

このたびは本増刊をご購読いただき、まことにありがとうございました。編集室では今後も、より皆さまのお役に立てる増刊の刊行を目指してまいります。つきましては本書に関するご感想・ご提案などがございましたら、当編集室までお寄せください。また、掲載内容につきましてのご質問などがございましたらお問い合わせください。

★連絡先

〒532-8588　大阪市淀川区宮原 3-4-30 ニッセイ新大阪ビル 16F
株式会社メディカ出版「ニュートリションケア編集室」
E-mail：nutrition@medica.co.jp

The Japanese Journal of Nutrition Care　ニュートリションケア 2022 年秋季増刊（通巻 191 号）

栄養治療に役立つ
これだけでわかる！ 摂食嚥下障害と誤嚥性肺炎

2022 年 9 月 1 日発行

編　　集	鷲澤 尚宏・関谷 秀樹
発 行 人	長谷川 翔
編集担当	富園千夏・西川雅子・安富大也・浅田朋香
編集協力	吉井有美・加藤明子
組　　版	稲田みゆき
発 行 所	株式会社メディカ出版 〒532-8588　大阪市淀川区宮原 3-4-30 ニッセイ新大阪ビル 16F 編集　電話：06-6398-5048 お客様センター　電話：0120-276-115 E-mail　nutrition@medica.co.jp URL　https://www.medica.co.jp
広告窓口	総広告代理店（株）メディカ・アド 電話：03-5776-1853
デザイン	HON DESIGN
イラスト	中村恵子
印刷製本	株式会社シナノ パブリッシング プレス

定価（本体 2,800 円＋税）

ISBN978-4-8404-7790-1